COVID : ANATOMIE D'UNE CRISE SANITAIRE

JEAN-DOMINIQUE
MICHEL

COVID : ANATOMIE D'UNE CRISE SANITAIRE

humenSciences

Prolongez l'expérience avec la newsletter de Cogito sur www.humensciences.com

ISBN : 978-2-3793-1290-8

Dépôt légal : juin 2020

170 bis, boulevard du Montparnasse, 75014 Paris
Tél. : 01 55 42 84 00
www.humensciences.com

SOMMAIRE

INTRODUCTION : LA THÉORIE DES CATASTROPHES

Le 14 avril 2020, les travaux d'une équipe de l'université Stanford, en Californie, composée de scientifiques de haut vol, les meilleurs spécialistes dans leur domaine tels que Eran Bendavid, Ribhav Gupta, John Ioannidis et Jay Bhattacharya, livrent le verdict que tout le monde attendait au sujet des taux de contagion et de létalité réelles du Covid-19[1].

Leur recherche, menée sur la population de Santa Clara en Californie, confirme (comme je l'avais annoncé un mois auparavant) que le nombre de cas dépistés est inférieur dans un ratio allant de 1/50 à 1/85 au nombre de cas réels.

Le taux de létalité réelle s'établissant au plus à 0,2 % et sans doute encore moins. Soit au minimum 15 fois moins que le taux avancé par l'Organisation mondiale de la santé (OMS) qui est mue par le principe de précaution poussé à son extrême.

Ce qui donne des valeurs de l'ordre de celles du virus de la grippe, l'*influenza*. La pandémie de Covid est donc comparable

---

1. Bendavid E., Bhattacharya J., *et al.*, « *COVID-19 Antibody Seroprevalence in Santa Clara County, California* », 17 avril 2020 : https://www.medrxiv.org/content/10.1101/2020.04.14.20062463v1

en contagion et en létalité à ce que nous connaissons hiver après hiver !

D'aucuns se sont bien sûr attaqués à cette étude. Contester Ioannidis sur les données épidémiologiques, c'est un peu défier Federer à Wimbledon en clamant qu'il n'a rien compris au tennis. Non dénué de panache, mais difficile à considérer autrement que comme parfaitement suicidaire si vous n'appartenez pas au top 10 (et même là…).

Comme toujours en science, on ne pouvait exclure que cette équipe de fines lames se soit fourvoyée, mais cela restait peu probable. Malgré de nombreuses contestations – certaines virulentes –, John Ioannidis répétera début mai, que ses conclusions restaient robustes. Elles se virent en effet confirmer par la synthèse de 53 remontées nationales ou régionales montrant que la valeur médiane de la létalité de Covid-19 était bien d'environ 0,2 % et se situait donc dans la fourchette d'une grippe forte. Les virologistes allemands Hendrik Streeck et Gunther Hartmann, dans une étude pionnière sur les anticorps, trouvèrent également une létalité Covid-19 de 0,36 %, en expliquant qu'il s'agissait d'une limite supérieure et que la létalité était probablement comprise entre 0,24 et 0,26 %, voire en dessous[2].

À la lumière de ces chiffres, solidement établis, on peut comprendre que les complications éventuelles du Covid (elles aussi plus rares dans la même proportion) aient alimenté un

2. Streeck H., Hartmann G., *et al.*, « *Infection fatality rate of SARS-CoV-2 infection in a German community with a super-spreading event* » : https://www.ukbonn.de/C12582D3002FD21D/vwLookupDownloads/Streeck_et_al_Infection_fatality_rate_of_SARS_CoV_2_infection2.pdf/$FILE/Streeck_et_al_Infection_fatality_rate_of_SARS_CoV_2_infection2.pdf

vent de panique. D'autant qu'elles sont spectaculaires. Mais comment comprendre que les autorités politiques et sanitaires aient entretenu cette psychose en s'appuyant sur des données qui étaient des dénis de réalité épidémiologiques ?

Je veux bien être un génie ou un insolent chanceux… la réalité est moins riante : n'importe quel expert en santé publique doué d'un minimum de bon sens ainsi que de compétence et de connaissances décentes en épidémiologie aurait pu et dû arriver aux mêmes conclusions que moi. Certains l'ont fait, à peu près aucun n'a été entendu.

Premier problème : nous avons navigué à vue, avec des gouvernements flippés (littéralement) par des projections délirantes. Comme un bateau sans quille ou un avion sans ailes.

Second problème : la conclusion de cette triste histoire est que les pertes (humaines) et dommages (matériels) que nous avons subis sont dus pour l'essentiel aux mauvaises réponses des autorités qui ont aggravé un problème sanitaire d'ampleur parfaitement maîtrisable. Transformant la propagation d'un virus aux caractéristiques (en termes de contagiosité, de dangerosité et de létalité) légèrement supérieures à celles de la grippe hivernale.

QUELLES AURAIENT ÉTÉ LES « MEILLEURES PRATIQUES » À ADOPTER ?

La réponse à cette question est simple, et c'est peut-être ce qui l'a rendue inatteignable. Je m'explique : un des nombreux adages qui m'ont aidé dans mon métier d'anthropologue est : « Si c'était compliqué, tout le monde y arriverait. » Au lieu d'appliquer (comme les Allemands) les bonnes pratiques connues de tous, sans trop nous poser de questions, nous nous sommes enferrés dans des logiques de guerre civile intellectuelle et de complications *ad nauseam*. Occupation (sans doute) délicieuse pour tromper l'ennui dans un salon en ville, mais fatale quand il s'agit d'agir vite et bien pour sauver sa peau et celle des autres.

Une séquence simple, logique et salvatrice aurait pu ressembler à cela face à une pandémie virale de cet ordre de gravité :

- Recommandations de prévention et de soutien du système immunitaire. Spécialement ici, compléments alimentaires de zinc[3], magnésium[4], vitamines C[5] et D3[6], qui sont en carence chronique à large échelle dans la population et dont la mise à niveau semble avoir un possible impact protecteur contre l'infection au Sars-CoV-2[7]. Le mutisme complet sur les actions possibles pour retenir ou soutenir son immunité a été aussi assourdissant que

3. Gasmi A., Bjorklund G., *et al.*, « *Individual risk management strategy and potential therapeutic options for the COVID-19 pandemic* », *Clinical Immunology*, avril 2020.

4. « Magnesium », National institutes of health : https://ods.od.nih.gov/factsheets/Magnesium-HealthProfessional/

5. Carr A. C., « *A new clinical trial to test high-dose vitamin C in patients with COVID-19* », *Critical care*, vol. 24, 2020.

6. « *Vitamin D deficiency in Ireland – implications for COVID-19. Results from The Irish Longitudinal Study on Ageing (TILDA)* » : https://tilda.tcd.ie/publications/reports/pdf/Report_Covid19VitaminD.pdf ; Grant W. B., Bhattoa H. P., *et al.*, « *Evidence that Vitamin D Supplementation Could Reduce Risk of Influenza and COVID-19 Infections and Deaths* », *Nutrients*, vol. 12, avril 2020.

7. Singh M., et Das R. R., « *Zinc for the common cold* », Cochrane Database of Systematic Reviews, vol. 6, 2013.

les polémiques, elles parfaitement stériles. Rappelons au passage que l'exercice physique, une alimentation de qualité ou même certaines pratiques de respiration[8] ont montré une action favorable sur le système immunitaire.

- Production et utilisation massive de tests de dépistage, comme les exemples allemand et coréen (à l'échelle d'un pays) et marseillais (à l'échelle d'une ville) ont montré qu'elle était possible. En France, les autorités ont même empêché la mise sur le marché de tests prêts et efficaces pour des raisons administratives[9] !
- Traçage sans contrainte (impérativement !) des contacts établis par les personnes infectées avec d'autres, les jours précédant le développement des symptômes et signalement adressé à ceux-ci.
- Mise en quarantaine stricte des personnes infectées avec suivi médical à distance par le médecin traitant, en lien avec les structures hospitalières locales.
- Prescription d'azithromycine (combinée ou non à de l'hydroxychloroquine) dans les situations à risque, ou se détériorant, ou encore nécessitant une réduction impérative de la durée de contagiosité, des critères concernant probablement 20 à 30 % des cas[10].

---

8. Kox M., Pickkers P., *et al.*, « *Voluntary activation of the sympathetic nervous system and attenuation of the innate immune response in humans* », *PNAS*, vol. 111, n° 20, mai 2020, p. 7379-7384.

9. Woessner G., « Comment la France se prive de 150 000 à 300 000 tests par semaine », *Le point*, 3 avril 2020.

10. « Christian Perronne : "À Garches, nous avons de bons résultats avec l'hydroxychloroquine" », Nexus.fr, 15 avril 2020.

- Liberté de prescrire pour tous les médecins installés en pratique privée et garantie par l'État de la disponibilité des médicaments de base, en réquisitionnant au besoin les capacités de production de l'industrie pharmaceutique.
- Confinement ciblé des personnes à risque. Sachant notamment que l'âge seul n'est pas un facteur de risque* ! Le seuil effectif à partir duquel le risque augmente se situe aux alentours de 80 ans… Avec une vérification systématique pour tous les confinés de la balance coûts/bénéfices pour eux et leur entourage, tenant compte de leurs préférences, de l'impact sur leur qualité de vie et leur santé affective relationnelle et psychique. Enfin, prescription pour les personnes à risque, pour qui cela peut se révéler indiqué, d'hydroxychloroquine et de zinc, éventuellement complété d'azithromycine en cas de symptôme infectieux.
- Port obligatoire du masque et des gants pour le personnel soignant ainsi que les personnes exposées du fait de leur profession. Encore fallait-il en avoir – et le débat n'est pas clos quant à l'utilité réelle des masques face au coronavirus, contestée par nombre de virologues.

---

* L'organisation suisse de défense des intérêts des aînés, Pro Senectute, publia ainsi le 19 avril un appel demandant que « les personnes au-dessus de 65 ans ne soient plus automatiquement considérées comme à risque. » Cela qui serait selon elle injustifiable. : « Tous les seniors n'appartiennent pas aux groupes à risque. Si l'on s'en tient rigidement au critère de l'âge, on risque une exclusion injustifiable de la vie publique d'une partie des personnes âgées. »

- Mesures de protection (lavage de mains) et de distanciation sociale pendant tout le temps, bref, du pic épidémique.
- Développement *ad hoc* de la capacité hospitalière en soins intensifs. L'évolution de notre compréhension du virus aura hélas été trop lente pour adapter au mieux les protocoles de soins intensifs pour les personnes en situation critique. Il se pourrait, au moment où j'écris ces lignes, que l'intubation sous coma artificiel (logique d'un point de vue clinique en réponse à un état de détresse respiratoire aiguë) n'ait pas constitué la meilleure des réponses. Il est possible que le problème soit avant tout hématologique[11] et non pas pneumologique, ou que l'intubation elle-même soit *in fine* plus défavorable que favorable[12].
- Partage d'expériences et de recherches de solutions accélérées (moins lourdes que les essais cliniques classiques), entre services hospitaliers et praticiens. L'hôpital de Vannes, par exemple, a selon le média professionnel *Hospimedia* « mis en place une technique d'oxygénothérapie à haut débit, qui a permis d'éviter à certains patients atteints d'être pris en charge en unité de soins

11. Wenzhong L., et Hualan L., « *COVID-19 : Attacks the 1-Beta Chain of Hemoglobin and Captures the Porphyrin to Inhibit Human Heme Metabolism* », 13 avril 2020 : https://s3-eu-west-1.amazonaws.com/itempdf74155353254prod/11938173/COVID-19__Attacks_the_1-Beta_Chain_of_Hemoglobin_and_Captures_the_Porphyrin_to_Inhibit_Human_Heme_Metabolism_v7.pdf

12. Baxter H., « *Coronavirus patients on ventilators are unusually likely to die, causing some doctors to change strategy* », *Independent*, 9 avril 2020.

continus (USC) ou en réanimation. L'intérêt est double : outre que cela maintient libres des lits de réanimation, les soins sont nettement moins pesants pour le patient. Enfin, les personnels, qui ont eu à dépister plus de 50 % des cas confirmés en Bretagne et la quasi-totalité de ceux du Morbihan, ont bénéficié d'un appui "*soutenu*" de l'équipe opérationnelle d'hygiène pour la mise en œuvre des mesures barrières ». Dans l'Isère, une équipe de généralistes a annoncé avoir empiriquement observé des résultats probants avec une prescription d'antibiotiques (par exemple azithromycine sans hydroxychloroquine) et/ou de macrolides[*13]. La découverte en cours de route d'un taux élevé d'infections bactériennes impliqué dans la mortalité due au Covid[14] et l'importance de les diagnostiquer adéquatement semblent confirmer l'intérêt d'une telle approche.

- Mise sur pied de comités multidisciplinaires d'experts compétents et libres de tous conflits d'intérêts, orientés vers les solutions, pour proposer des mesures utiles et rapidement applicables, de soutien à la santé physique, affective, relationnelle, psychique et sociale.
- Et bien sûr, une communication d'État honnête, responsable et proactive, transmettant une information transparente et de qualité.

---

* Les macrolides sont une classe d'antibiotiques dont fait parrie l'azithromycine.

13. Cathy LG, « COVID-19 : L'espoir par des traitements antibiotiques ? », blog Mediapart, 14 avril 2020.

14. Schacht O., « *COVID-19 Patients Need to Be Tested for Bacteria and Fungi, Not Just the Coronavirus* », blog Scientific American, 16 avril 2020.

Rien de tout cela n'a été mis en place par nos dirigeants. Ceux-là mêmes qui essaient encore de nous faire croire qu'ils ont agi avec justesse et affirment que s'ils avaient pris d'autres décisions, les choses auraient été bien pires. Pires ?

La théorie des catastrophes tient qu'une catastrophe peut advenir selon deux cas de figure : le premier est celui d'un événement imprévu massif, dévastateur, qui déferle soudainement et détruit tout sous son passage. L'autre résulte à l'inverse d'une accumulation d'incidents ou d'erreurs de faible ampleur, mais qui dans une dynamique cumulative en viennent à obtenir des effets délétères sans commune mesure avec aucun des éléments pris isolément[15].

On aura vite compris que le « système de défense » des autorités reposait sur quelques concepts simples mais passablement contestables.

En premier, qu'il aurait été impossible d'anticiper un événement comme celui-ci, alors que les coups de semonce de départs de feu épidémiques se sont succédé et que les plans stratégiques pour y faire face avaient été réalisés.

Ensuite, que les données manquaient pour prendre les meilleures décisions. Ceci alors qu'on a (c'est un des gros maillons de la chaîne de la catastrophe) préféré prêter l'oreille à ce que proclamaient des modélisateurs fous plutôt que d'écouter les gens sérieux, infectiologues cliniciens, virologues et

15. Reason J., « *The Contribution of Latent Human Failures to the Breakdown of Complex Systems* », Philosophical Transactions of the Royal Society of London. Series B, Biological Sciences, *vol. 327, no 1241, avril 1990, p. 475-484* ; *Reason J.*, « Human error : models and management », British Medical Journal, *vol. 320, no 7237, mars 2018, p. 768-770.*

épidémiologistes compétents, qui ne manquent pas dans leur domaine.

Enfin, que l'on est toujours plus intelligent après et que les critiques étaient à éviter pour ne pas tomber dans la désignation de coupables – voire la recherche de boucs émissaires.

Ces arguments contiennent en effet des vérités de première importance. Notamment dans le rappel que tous les éléments de réalité (et *a fortiori* les grands) contiennent une part irréductible d'incertitude. La difficulté à penser et faire avec l'incertitude étant un révélateur de combien nous sommes encore éloignés de l'aptitude à la pensée complexe – nous y reviendrons. À défaut, il reste psychologiquement tentant de nous rabattre sur des conclusions simplificatrices, de manière presque irrésistible. La recherche de coupables pouvant s'inscrire dans ces processus psychiques collectifs en déplaçant et en condensant fantasmatiquement le malheur et sa cause sur une ou plusieurs personnes – selon les deux principaux processus du psychisme décrits il y a fort fort longtemps par Freud.

Mais ces saines objections, ces garde-fous, se sont trouvées ici à nouveau noyées dans des contre-vérités indéfendables.

Tout au long de cette histoire il y aura certes eu des choses que nous ignorions, mais aussi et surtout des choses que nous aurions dû savoir.

Pour résumer les choses en une formule simple, nous avons connu le SARS-CoV-2 très vite et très tôt, et découvert à tâtons au long des mois le Covid. L'incertitude à l'égard du nouveau coronavirus a été levée grâce au séquençage rapide de son génome. La maladie qu'il était susceptible de provoquer, sa définition, ses modalités d'action (ce que nous appelons techniquement sa pathologie et sa nosologie) ont mis du temps à être comprises. Avec ce paradoxe que d'un côté nous étions en territoire connu (les coronavirus sont une famille bien étudiée et, comme nous l'avons vu, la dynamique épidémique ressemblant *in fine* à celles de nombreux autres virus) et pourtant nous sommes allés de surprise en surprise.

Avec pour les principales une contagiosité et une vitesse de diffusion de loin supérieure à ce à quoi nous nous étions attendu. Des paramètres fondamentaux qui ont dû être radicalement revus. Comme le fameux « R0 », le nombre de personnes infectées par personnes porteuses du virus, et que l'équipe de la Pr Gupta à Oxford a établi à 5,6 au lieu des 2 et quelques initialement prévus ; ou la durée de contagiosité d'une personne infectée allant de 20 à 40 jours au lieu des 5 à 7[16] ; la distance de contamination interpersonnelle revue pour s'établir à 4 mètres au lieu de 2[17], et même, nous l'avons vu précédemment, un processus morbide et potentiellement fatal dans les cas graves qui pourrait être très différent de ce qui était prévu.

Toutes réalités pour lesquelles il serait en effet injuste et irrecevable de blâmer qui que ce soit – à moins d'être prophète ou devin – de ne pas les avoir sues puisque tout le monde les ignorait.

Il en va autrement, évidemment, des choses que nous savions déjà, comme – pour ne citer qu'un exemple – l'importance

---

16. Ruidant L., « Le coronavirus pourrait circuler jusqu'à quatre mètres autour d'un malade », *Le journal du médecin*, 20 avril 2020.

17. Guo Z.-D., Chen W., *et al.*, « *Aerosol and Surface Distribution of Severe Acute Respiratory Syndrome Coronavirus 2 in Hospital Wards, Wuhan, China, 2020* », *emerging infectious diseases*, vol. 26, n° 7, juillet 2020.

de disposer de stocks de masques en cas d'épidémie vitale transmise par voie respiratoire.

Nous pouvions et devions être prêts face à une telle éventualité. Au lieu de cela, nous nous sommes retrouvés dans un état d'impréparation intellectuelle, scientifique, politique et logistique.

1

L'APOCALYPSE MICROBIOLOGIQUE

Fin février 2020. Des nouvelles, spectaculaires et terribles, nous viennent depuis peu de Chine, abondamment relayées par les médias. Comme tant de fois au cours des deux décennies écoulées, la possibilité que nous fassions finalement face à l'apocalypse microbiologique tant redoutée bruisse et se suggère, images à l'appui.

J'ai souvenir, enfant, d'avoir été marqué par une histoire que ma grand-mère répétait un peu obsessionnellement pour mettre en garde le marmot que j'étais, contre le risque des faux appels à l'aide. Le pitch était simple et efficace, assurément pédagogique : un tout jeune berger paissait quelques brebis sur les hauteurs d'un village. Animé par l'ennui ainsi que par un fonds irrépressible de facétie, il s'amusa à appeler au secours les gens du village en criant : « Au loup ! au loup ! » Ma grand-mère racontait ensuite comment les gens du village prirent pelles, fourches et pioches pour venir au secours du petit berger. Qui éclata de rire à les voir rabouler tout empressés. Il se fit houspiller puis sermonner, et les villageois rentrèrent partagés entre le mécontentement d'avoir été dérangés et le soulagement d'avoir découvert l'absence de tout danger. Hélas ! Le petit berger recommença à s'ennuyer. Il se souvint que ça l'avait bien amusé de voir tout le village débouler, en alerte, hérissé d'armes de fortune. Bientôt, il n'y tint plus et se remit à appeler : « Au loup ! au loup ! » Les lecteurs de ma génération se souviendront de la triste chute. Les villageois se lancèrent à son secours pour découvrir qu'ils avaient été à nouveau abusés par le mauvais plaisantin et retournèrent au village cette fois franchement fâchés. Lorsqu'ils entendirent de nouveaux appels au secours du petit berger, ils s'étaient déjà juré de ne pas se faire avoir une fois de plus. C'est ainsi, me disait ma grand-mère en haussant sourcils et menton, le ton solennel, que périt le petit berger et que furent dévorées ses brebis.

Des faux départs de feu épidémique, nous en avons connu, et de nombreux. Il y a trois raisons à cela. Tout d'abord, la promiscuité avec des animaux sauvages capturés et encagés sur des marchés en Asie a favorisé des sauts interespèces de virus devenant soudain potentiellement dangereux pour l'Homme, naturellement dépourvu d'anticorps face à ces nouveaux virus.

Ensuite, la peur du « Big One ». Tout comme les sismologues attendent pour certaines zones, comme la Californie, que se produise tôt ou tard (dans un an ou un siècle) un tremblement de terre dévastateur, les épidémiologistes et les agences de santé internationales redoutent l'épidémie virale qui fauchera des humains par millions. Et c'est vrai qu'il y a eu, au cours du XXe siècle, quelques épisodes épidémiques carabinés et significativement plus létaux que d'habitude, dont la fameuse épidémie de grippe dite espagnole au sortir de la Première Guerre mondiale ou la grippe de Hong Kong en 1968 qui a tout de même fait un million de morts à travers le monde. Le virus de l'*influenza*, qui nous paraît familier, mute et revient avec insistance chaque année et une vingtaine d'agents infectieux participent aux fameuses infections respiratoires qui, chaque hiver, font grimper la courbe de la mortalité en quelques mois – un phénomène très étudié, et auquel on a donné le nom de « surmortalité saisonnière hivernale ».

Ces épisodes banals provoquent bon an mal an, plusieurs milliers de morts en France, 10 000 à 15 000 décès selon les chiffres de l'Institut Pasteur, majoritairement des personnes en fin de vie ou souffrant d'une maladie chronique[1]. Mais, avec aussi, hélas, des nourrissons, des enfants et des adolescents parmi les victimes. Par précaution, les agences internationales comme l'OMS ont donc mis sur pied des dispositifs de veille sanitaire afin de surveiller tout « départ de feu », et éviter ainsi tout risque de voir apparaître une flambée épidémique réellement dévastatrice.

Les villages de montagne, au temps du petit berger de triste mémoire, risquaient de connaître des incendies potentiellement destructeurs, les chalets et granges en bois étant accolés les uns aux autres. La proximité du fumier en fermentation et de la paille était en particulier susceptible de provoquer un départ de feu d'autant plus redoutable que discret. Les familles assuraient donc des veilles à tour de rôle, faisant des rondes plusieurs fois par nuit.

---

1. https://www.pasteur.fr/fr/centre-medical/fiches-maladies/grippe#transmission

Les dispositifs de veille sanitaire sonnent quant à eux frénétiquement la cloche du village mondial à chaque possible départ de feu épidémique.

Je ne suis pas médecin, ni épidémiologiste. Mon domaine d'expertise, l'anthropologie médicale (appelée aussi l'anthropologie de la santé) consiste à analyser de manière scientifique les pratiques de soins et les dispositifs de santé publique. Depuis que j'œuvre en tant qu'anthropologue médical – trente ans maintenant –, je me suis progressivement doté, comme nombre de mes confrères d'un flegme à toute épreuve, tant nous avons été témoins d'appels au loup et autres faux départs de feu. À chaque alerte, nous cherchons donc à évaluer vite et bien la situation. Nos armes : notre aptitude à analyser des données qui sont souvent fragmentaires au départ, à les confronter aux connaissances au fur et à mesure que nous les acquérons, et à faire un peu de de prospective scientifique, avec la part de subjectivité et de spéculation, mais aussi parfois de sagacité intuitive, que cela implique.

UN SENTIMENT DÉSAGRÉABLE DE DÉJÀ-VU…

Donc, en Chine : nouveau départ de feu. Un double franchissement de barrières interespèces par un coronavirus apparemment endémique des pangolins donne naissance à une épidémie aux contours incertains. Pouvant par hypothèse déboucher sur le Big One (avec une très faible probabilité) ou sur une énième épidémie banale et normale, avec un nouveau coronavirus prenant rapidement une place discrète au sein de la vingtaine d'agents infectieux à l'origine des infections respiratoires hivernales.

Avec les moyens de ma discipline, j'étudie la production scientifique sur le sujet, j'écoute les discours énoncés ou répercutés par la presse généraliste, je me documente et j'observe la panique qui (déjà) commence à s'exprimer.

Tout ceci a un goût, pas très plaisant, de déjà-vu.

Je m'occupe depuis plusieurs décennies d'affections dévastatrices, non transmissibles, qui causent des ravages inimaginables dans la population de nos pays. Ces maladies que l'on appelle « de société » trouvent leurs causes et leur origine dans le mode de vie passablement pathogène qui est le nôtre. Nous avons en quelque sorte vaincu des fléaux immémoriaux pour nous en créer de nouveaux, des maux de surabondance ou de manque, qui seraient largement évitables si nos responsables politiques prenaient réellement soin de la population.

Beaucoup l'ignorent, mais les meilleures études scientifiques suggèrent que jusqu'à 70 % des maladies vasculaires[2] (principale cause de décès avec le cancer), 60 % des diabètes de type 2 (le fameux diabète sucré) et autres syndromes métaboliques[3], et 50 % des cancers comme des maladies auto-immunes, neurodégénératives ou même psychiatriques, pourraient être évitées si nous nous occupions sérieusement de réduire ou éliminer les facteurs majeurs de risque[4].

---

2. Kahn R., Eddy D., *et al.*, « *The Impact of Prevention on Reducing the Burden of Cardiovascular Disease* », *Diabetes Care*, vol. 31, août 2008, p. 1686-1696.

3. Kolb H., et Martin S., « *Environmental/lifestyle factors in the pathogenesis and prevention of type 2 diabetes* », BMC Med, vol. 15, juillet 2017, p. 131.

4. « *More than half of all non-communicable diseases could be prevented by a healthy lifestyle* », *Spectra* : https://www.spectra-online.ch/en/spectra/topics/more-than-half-of-all-non-communicable-diseases-could-be-prevented-by-a-healthy-lifestyle--59-10.html

En voyant arriver cette nouvelle épidémie à nouveau surévaluée selon l'analyse que je fais des données dont nous disposons alors, je me fends donc le 2 mars d'un billet d'humeur que je choisis d'intituler de façon assez provocatrice « Les vertus du coronavirus ». Le voici en partie reproduit ici :

« Ce bidule [un virus n'est pas vivant ![*]] aura réussi la prouesse de faire bouger les gouvernements – dont le nôtre – à la vitesse grand V, là où leur empressement à protéger la santé de la population de ce qui la menace est habituellement lymphatique. Notre ministre de la Santé helvétique [rappelez-vous que je suis suisse], le conseiller fédéral Alain Berset, a ainsi doctement déclaré qu'il se devait "de dire la vérité, quitte à être impopulaire"... Je commente mi-ironique, mi-amer, que nous aurions aimé l'entendre rappeler que 80 % des maladies (en matière de morbidité comme de mortalité) dont souffre la population sont une conséquence directe du laxisme de notre législation. La laissant exposée à cinq facteurs de risque majeurs : l'alimentation toxique, la pollution atmosphérique, les polluants chimiques, la sédentarité et le stress. »

Et je raconte ce que nous savons tous mais que nos dirigeants feignent d'ignorer : ces multinationales de l'agroalimentaire qui écoulent leur malbouffe, provoquant ou favorisant le diabète sucré, les cancers, les maladies cardiovasculaires, auto-immunes ou neurodégénératives, dont les morts se chiffrent en dizaines de milliers, ces groupes de pétrochimie ou de transports qui déversent à longueur d'année des substances

---

* Les chercheurs considèrent néanmoins que les virus géants sont, avec les bactéries, les archées et les eucaryotes, l'une des quatre formes primitives du vivant.

hautement toxiques, ces géants industriels de la semence ou du pesticide qui ont réussi à nous faire croire qu'une production agricole fondée sur des polluants dangereux était incontournable, à tel point que même le plus consciencieux des consommateurs de produits bio est pollué (les femmes enceintes seraient, selon l'alerte lancée par la Fédération internationale de gynécologie et d'obstétrique, contaminées en moyenne par au moins 43 substances chimiques toxiques, ce qui implique que « les bébés naissent en quelque sorte prépollués[5] »). Ou encore que la troisième cause de mortalité dans nos sociétés est la mauvaise médecine (médicaments dangereux, faux diagnostics, traitements inappropriés) et que la moitié des médicaments sur le marché ne passeraient pas les tests de validation actuels, n'ayant que peu ou pas d'effet thérapeutique mais des effets secondaires nocifs… Je n'oublie pas de rappeler au passage que nombre de « grandes industries toxiques ont infiltré les instances de contrôle étatique, manipulent la science, et font du profit au prix de millions de morts évitables en Europe ». Je souligne enfin « l'ignorance sommitale » des parlementaires de tous les pays – de gauche et surtout de droite – ou du moins leur « vigoureux déni » et je conclus :

« Alors oui, cloîtrons-nous à cause d'un banal virus !

À toute chose malheur est bon. Ce coronavirus est au moins bon pour la protection de l'environnement, pour la

5. Di Renzo G. C., Giudice L. C., *et al.*, « *International Federation of Gynecology and Obstetrics opinion on reproductive health impacts of exposure to toxic environmental chemicals* », *International Journal of Gynecology and Obstetrics*, 2015 : https://www.figo.org/sites/default/files/uploads/News/Final%20PDF_8462.pdf

décroissance, pour le reflux des manifestations mercantiles et pour le constat que prendre des mesures protectrices de la santé est supportable. Au passage, on découvre que l'on n'a pas forcément besoin d'une pléthore de salons et de festivals en continu ni d'interminables bouchons le long des périphériques et des axes routiers. Que l'on peut faire autre chose le samedi que du shopping en ville – l'industrie textile est la seconde plus polluante au monde. Même les politiques renoncent à serrer les mains par les temps qui courent – c'est dire ! On aimerait que ces derniers soient conscients et prennent leurs décisions en fonction des réels facteurs de dommages sanitaires, et pas sur un épiphénomène infectieux. Et quant à trouver vertueuses ou rassurantes les gesticulations, il y a loin de la coupe aux lèvres ! »

A posteriori, je mesure les limites de ces critiques vu le manque d'anticipation quant à l'ampleur que prendra bientôt cette épidémie. Et pourtant, l'essentiel de ce que j'ai exprimé à cette occasion (qui était bien sûr une sorte de coup de gueule) sera resté vrai jusqu'à aujourd'hui. En particulier cette disproportion entre l'attention accordée à une épidémie aux caractéristiques habituelles et normales (au regard de son amplitude et sa dangerosité) et l'absence d'intérêt pour les vraies grandes tueuses silencieuses, mais certes beaucoup moins spectaculaires, que sont les maladies chroniques non transmissibles.

Dix jours plus tard, les choses se sont précisées. Les Chinois ont réagi avec la vigueur possible pour une dictature, mais aussi à partir des compétences scientifiques remarquables qu'ils ont développées au cours de la décennie écoulée, leur permettant de nous égaler et même nous dépasser dans bien des domaines. Je parle évidemment de science et non pas de communication étatique.

Le 12 mars 2020, je continue à observer tout ceci de loin et de près en quelque sorte. Mon métier depuis trente ans consiste à étudier et à analyser les pratiques de soins, médicales ou non médicales.

L'anthropologie est une discipline vraiment singulière à tous égards. Non pas seulement parce qu'elle peine à nourrir son homme, mais parce qu'elle conduit à explorer des territoires lointains au sens propre comme au figuré et surtout parce qu'elle cherche à comprendre l'espèce humaine, ses fonctionnements, ses comportements, ses croyances... Elle constitue une tentative pour réfléchir d'une manière universitaire, scientifique à cette réalité incompréhensible dont nous faisons tous l'expérience individuelle et collective en tant qu'êtres humains. Dans un corps et un psychisme donnés, avec une personnalité et dans un environnement que nous n'avons pas choisis au départ, appartenant à une espèce déroutante que l'on sait capable du meilleur comme du pire.

Ma spécialité, l'anthropologie de la santé, s'intéresse, elle, aux manières de se représenter la santé et la maladie à travers l'espace et le temps. Toutes les sociétés ont leurs narrations, partiellement pertinentes et partiellement délirantes, sur la nature de notre anatomie personnelle et collective, biologique, psychique et sociale. Ces discours sociaux, issus des systèmes de croyances propres à chaque groupe humain, cherchent aussi à expliquer quels sont les facteurs, visibles ou invisibles, qui risquent de nous faire perdre la santé et tomber malades. Les cultures humaines sont d'une créativité débridée : certains discours sociaux ressemblent à des statistiques de l'administration fiscale, alors que d'autres font plutôt penser ici à Dante, là à *Harry Potter* ou Homère. Quels qu'en soient la tonalité narrative et le contenu, chaque peuple ayant vécu à la surface de la Terre a produit des narrations explicatives.

Notre maître à nous autres anthropologues de la santé, le Pr François Laplantine, auteur d'une magnifique *Anthropologie de la maladie*[6], a montré, pour résumer son propos à l'essentiel, que tous les groupes humains envisagent structuralement la santé comme un équilibre dynamique (homéostasie) et la maladie comme la perte de cet équilibre. Cette perte pouvant se produire soit par excès (« quelque chose qui ne devrait pas être là est présent en moi et perturbe mon équilibre ») soit par défaut (« quelque chose de nécessaire à ma santé est en insuffisance ou absent »). Cet axe courant du manque à l'excès se retrouve partout, sous la diversité de croyances propres à chaque culture.

Dans des sociétés simples par exemple (ces petits groupes tribaux constitués d'une centaine de membres, vivant en communauté et se réclamant d'un ancêtre commun qui forment le mode d'organisation originel de notre espèce), le facteur en excès pourra être une entité possédante, l'action occulte déclenchée par la transgression, même involontaire, d'un tabou ou celle produite par un sorcier malfaisant. Chez nous, ce sera un agent infectieux (virus ou bactérie), un poison ou encore l'excès d'activité immunitaire (allergie) ou l'hypertension artérielle. Autant de phénomènes qu'il s'agit soit de faire disparaître, soit de réguler par une intervention, magique ou médicale.

---

6. Pr Laplantine F., *Anthropoligie de la maladie*, Paris, Payot, 1998.

Dans le mode « par défaut », nous pourrons trouver dans les sociétés simples, ce grand classique ethnologique qu'est *la perte de l'âme*. Ce phénomène se produit lorsqu'une personne, confrontée à une situation difficile, se défait sans le savoir d'une partie de son âme qui souffre trop. Par exemple, un enfant abusé pourra *confier à la Terre* sa naïveté et son insouciance, des qualités qui aident peu face au danger ou à la violence. La conséquence est qu'il se trouvera en quelque sorte *mutilé* d'une partie de lui-même. Il se peut aussi qu'une entité malfaisante ait, le cas échéant, dérobé un *morceau d'âme*. Ou encore qu'une passion dévorante, des torts moraux ou une négligence dévotionnelle entraînent une perte de vitalité et de protection débouchant *in fine* sur la maladie. Chez nous, nous pourrons trouver dans ce registre les carences en vitamines, minéraux ou oligo-éléments, la déstructuration du microbiote (c'est-à-dire le manque de souches de bactéries amies dans notre intestin) et toutes sortes de déficiences, qu'elles soient immunitaires, digestives, psychiatriques ou génétiques. L'intervention thérapeutique consistera donc, soit à récupérer la *partie manquante*, soit à restaurer un état d'équilibre en remédiant à la déficience ou en palliant le manque.

C'est bien l'une des saisissantes beautés de notre espèce : malgré toutes les différences de situations entre celle d'un médecin spécialiste exerçant son art dans un cadre hospitalier et celle d'un homme-médecine au fin fond de la brousse ou de la forêt primordiale, perdurent, indifférents et incontournables, les universels qui constituent notre « humanité ».

L'un et l'autre praticien de santé ont une place clairement définie au sein de leur société. Ils y sont reconnus comme investis de savoir et disposant de pouvoirs sortant de l'ordinaire dont fait partie celui de pouvoir dicter, au moins partiellement, leur conduite aux autres. Ils peuvent aussi se retrouver tantôt encensés, tantôt vilipendés selon les résultats qu'ils obtiennent ou non.

Cela fait longtemps que la plupart des anthropologues de la santé n'étudient plus ou plus beaucoup les pratiques et croyances de sociétés premières. La majorité d'entre nous travaillons dans les hôpitaux, au sein des agences de santé – qu'elles soient internationales, nationales ou régionales – ou encore dans des dispositifs visant à améliorer la qualité des services destinés à la population générale ou à des populations ayant des besoins spécifiques.

Il est aussi de notre ressort d'étudier les questions de santé publique, en analysant des phénomènes connus ou que l'on découvre. Ma propre spécialisation en épidémiologie s'est dirigée au cours du temps vers les maladies non transmissibles, en particulier dans le domaine de la santé mentale, ce qui ne m'empêche pas de maîtriser l'épidémiologie infectieuse. La seule différence pour moi est que sur la première, je n'hésite pas à avancer mes propres analyses, construites à partir de mes connaissances, de mon expérience et de mes compétences professionnelles, puisqu'il s'agit de mon domaine de spécialisation. En revanche, si le sujet relève de la seconde, j'applique la seule *méthode* qui me paraisse valable : considérer soigneusement tous les points de vue et hypothèses, mais toujours se référer – tôt ou tard, cela peut dépendre – aux meilleures sources. En veillant à être d'autant plus attentif si ce que je lis ou j'entends s'écarte des connaissances établies ou contredit mes propres convictions.

Essayer de comprendre puis prendre le temps de penser à autre chose, de méditer en quelque sorte, c'est ainsi que notre cerveau, sans que nous en soyons conscients, met en lien les informations que nous avons rencontrées sur les questions qui restent en suspens. Laisser mijoter donc avec confiance. Et surtout garder en permanence à l'esprit qu'il se peut que les certitudes les plus convaincantes finissent par se révéler complètement fausses.

Edgar Morin a souvent souligné que le propre d'une théorie scientifique est d'être réfutable. Un chercheur qui voudrait avoir raison envers et contre tout serait mûr pour le fanatisme, mais pas pour la science ! Au contraire, c'est aussi – et beaucoup – en nous trompant ou en formulant des hypothèses qui sont ensuite invalidées par l'expérience, que nous autres scientifiques apprenons et progressons.

2
EMBALLEMENT ET DÉNI

L'épidémie due au Sars-CoV-2 est en train de générer un phénomène de panique planétaire. Alarmé par ce climat de peur, je lance sur un modeste blog que je tiens depuis 2016 pour partager des perspectives issues de ma discipline sur différents sujets de société un « appel au calme »[1] dans lequel je détaille les points qui me paraissent saillants et en grande partie rassurants au sujet de cette épidémie, au vu des premières données dont nous disposons alors, avec quelques semaines de recul.

Je choisis de mettre en exergue la phrase du directeur général de l'OMS, le Dr Tedros Adhanom Ghebreyesus : « Notre plus grand ennemi à ce jour, ce n'est pas le virus lui-même. Ce sont les rumeurs, la peur et la stigmatisation. » Et je cite pour commencer un médecin, le Pr Gilbert Deray, qui dirige le service de néphrologie de l'hôpital de la Pitié-Salpêtrière, à Paris :

---

1. Michel J.-D., « Covid-19 : appel au calme ! », jdmichel.blog.tdg.ch, 12 mars 2020.

« Depuis trente ans, écrit-il depuis son observatoire hospitalier[2], j'ai vécu de nombreuses crises sanitaires, HIV, SRAS, MERS, résurgence de la tuberculose, bactéries multirésistantes, nous les avons gérées dans le calme et très efficacement. Aucune n'a donné lieu à la panique actuelle. Je n'ai jamais vécu un tel degré d'inquiétude pour une maladie infectieuse et d'ailleurs pour aucune autre.

Et pourtant, je ne suis pas inquiet quant aux conséquences médicales du coronavirus. Rien dans les chiffres actuels sur la mortalité et la diffusion du virus ne justifie la panique mondiale sanitaire et surtout économique. Les mesures prises sont adaptées et efficaces et elles permettront le contrôle de l'épidémie. C'est déjà le cas en Chine, foyer initial et de loin le plus important de cet agent infectieux, ou l'épidémie est en train de s'éteindre. »

Et il ajoute à juste titre : « La couverture médiatique sur le coronavirus est très anxiogène et elle participe à l'affolement de chacun. »

Je ne suis ni microbiologiste ni infectiologue, mais mon expérience en santé mentale me pousse à me préoccuper de la psychose collective que nous sommes en train de générer, et qui impacte violemment la vie de chacun d'entre nous. Ces réactions de panique pourraient bien provoquer des conséquences socio-économiques, culturelles et sociales dévastatrices, et nous risquons d'être piégés collectivement dans de graves distorsions affectives et cognitives. Je choisis de rappeler

---

2. Pr Deray G., « Coronavirus : Attention danger, mais pas celui que vous croyez ! », egora.fr, 14 mars 2020.

dix faits qui devraient nous inciter au calme. Ils n'ont pas été démentis depuis.

L'ÉPIDÉMIE EN COURS NE PRÉSENTE PAS DE DANGER POUR L'IMMENSE MAJORITÉ

L'OMS, qui joue le rôle de gendarme sanitaire pour la planète, donne le *la*. Je rappelle que la doctrine de cette institution est de paniquer diligemment face à tout nouveau danger épidémique, l'idée étant qu'il vaut mieux s'affoler trop tôt que trop tard et ainsi ne pas perdre de temps face à des mesures d'endiguement qui s'avèreraient nécessaires. D'où cette dramatisation qui apparaît à tous contradictoire : faire suffisamment peur pour faire bouger les gouvernements, tout en se montrant rassurant (par exemple en professant que le virus est moins dangereux que la peur qu'il génère…).

Je souligne que les données dont nous disposons à ce stade sont en effet rassurantes : plus de 98 % des personnes qui ont contracté le virus en guérissent et, sauf facteur de risque (en l'occurrence le grand âge et/ou le fait de souffrir d'une maladie somatique chronique), l'infection ne présente pas de danger particulier. Sa létalité (telle que nous pouvons l'établir) n'apparaît pas plus élevée que celle d'autres coronavirus. Par contre, et c'est tout le problème, elle s'avère potentiellement dangereuse pour des individus à risque, dont le besoin de soins intensifs dans les cas critiques s'accompagne de détresse respiratoire aiguë… Je m'appuie sur les premières données de létalité dont nous disposons, celles qui nous viennent d'Italie sur les 1 017 premiers cas, par tranches d'âge[3]. Le taux de létalité est de 0 % jusqu'à 29 ans, de 0,2 % jusqu'à 49 ans, de 0, 8 % jusqu'à 59 ans, de 2,7 % de 60 à 69 ans, il est d'environ 10 % jusqu'à 79 ans, atteint 17,5 % pour les 80-89 ans, et dépasse les 21 % pour les plus de 90 %. Ces mêmes données indiquent aussi un âge moyen, de 79,5 ans (une médiane à 80,5) et très peu de décès en dessous de 65 ans.

LE TAUX DE LÉTALITÉ EST FORTEMENT SURÉVALUÉ

Le taux originellement indiqué par l'OMS – de 2 à 3,5 % – doit être sérieusement revu à la baisse. Le virologue Christian Drosten, conseiller d'Angela Merkel, que la crise propulsera sur le devant de la scène en Allemagne où il brillera par sa compétence, l'évalue entre 0,3 % et 0,7 %[4]. Et selon les données suisses, nous nous situons alors à 0,6 % – ce qui nous remet dans les statistiques de létalité habituelles des coronavirus courants. Pourquoi ces différences ? Pour une raison très simple : nous sommes incapables de quantifier à ce stade le nombre de personnes infectées. D'abord parce que beaucoup d'entre elles n'ont eu aucun symptôme et ne se sont même pas rendu compte qu'elles avaient été contaminées. Ensuite parce qu'on ne fait alors pas de dépistage hormis pour les cas critiques. Le taux de létalité est donc établi selon le ratio

3. https://www.epicentro.iss.it/coronavirus/bollettino/Report-COVID-2019_17_marzo-v2.pdf

4. Pezet J., « Est-il vrai qu'un virologue respecté estime que le Covid-19 tuera près de 300 000 personnes en Allemagne ? », *Libération*, 13 mars 2020.

entre le nombre de cas déclarés et le nombre de personnes décédées, ce qui crée une évidente distorsion à la hausse !

Ces données déformées s'accompagnent d'un évident manque de pédagogie et de mise en perspectives. Notamment pour expliquer au grand public que les précautions imposées ne le sont pas à cause du danger que représenterait ce virus, mais dans le but, d'une part, de ralentir la progression de l'épidémie pour éviter de surcharger les hôpitaux et, d'autre part, de protéger les personnes à risque. C'est précisément ce qu'indiquent, à Genève, l'exécutif local (appelé « conseil d'État ») ainsi que le médecin cantonal, rappelant sans détour que nous ne sommes absolument pas dans une situation de catastrophe sanitaire. Mais je n'entends rien du côté français où la même option a été choisie.

LE PRINCIPAL FACTEUR DE RISQUE EST PASSÉ SOUS SILENCE !

Les maladies chroniques non transmissibles comme les affections cardiovasculaires, respiratoires chroniques, le diabète de type 2 et les maladies digestives, les cancers, les maladies auto-immunes et neurodégénératives constituent le principal facteur de risque associé au Covid-19.

J'y reviendrai un peu plus loin, car le sujet est d'importance, mais dans ce billet daté du 12 mars 2020, je me contente de souligner que les différences dans les taux de létalité du Covid-19 selon les pays et régions devraient donc, une fois les statistiques corrigées de la distorsion liée au nombre de tests de dépistage réalisés par pays, être pondérées à nouveau en fonction de l'exposition aux grands facteurs de risque mentionnés ici. Ils ne le seront jamais.

Certes le sujet est explosif. Ces « tueurs silencieux », qui ont rendu certaines personnes déjà malades incapables de se protéger contre un virus normalement inoffensif, révèlent le délabrement chronique de l'état de santé d'une partie de la population. Pour laquelle rien de sérieux n'a jamais été fait sur le plan sanitaire, à grande échelle, pour la protéger. Ici et là des initiatives ont été prises : la Norvège, exemplaire en la matière, a pu obtenir une baisse de 50 % des cas de diabète par une politique volontariste de taxation des sucres ajoutés dans l'alimentation[5]. Mais une politique de santé digne de ce nom, mise en œuvre au niveau mondial, avec la même détermination que celle que les autorités suisses, françaises et autres montrent face au Covid-19, permettrait de réduire drastiquement les maladies chroniques qui dévastent la santé de la population… et rendent les personnes déjà touchées vulnérables face à des épidémies comme celle-ci.

Dans le même ordre d'idée, qu'en est-il des anciens qui arrivent statistiquement au bout de leur espérance de vie ? Sommes-nous sûrs qu'ils soient décédés du Covid, en Italie notamment, dont la population âgée est très nombreuse ? Les termes de l'épidémiologie sont toujours un peu glaçants, il faut l'admettre. Mais si nous voulons comprendre scientifiquement la situation et non pas juste réagir émotionnellement à ce que les médias nous présentent, nous devons poser ces questions

5. « *Norway winning war on sugar with consumption down to 44-year low* », 25 novembre 2019 : https://www.diabetes.co.uk/news/2019/Nov/norway-winning-war-on-sugar-with-consumption-down-to-44-year-low.html

aux meilleurs spécialistes. Et constater que bien des zones de flou existent, rendant les informations présentées peu lisibles ou même tendancieuses. Ceci même si ces considérations ne changent évidemment rien à l'urgence de la protection à court terme des personnes à risque, ni au drame que représente tout décès.

LE PRISME DÉFORMANT DES MÉDIAS

Je suis effaré par le décompte en direct, à la télévision, du nombre de cas et de morts qui fait ressentir à la population que la progression du danger est terrible, alors qu'une telle multiplication se produit lors de chaque épidémie hivernale. Le même traitement dramaturgique appliqué à n'importe quelle autre infection respiratoire virale produirait la même perception de catastrophe et, en bon anthropologue que je suis, je dirais qu'on a affaire à une « transe collective ». Imaginez : la grippe saisonnière ajoute habituellement à la mortalité saisonnière entre 10 000 et 20 000 décès en France chaque année sans générer la moindre psychose. Mais un décompte en direct de l'extension géographique du virus et du nombre de morts en ferait une épidémie tout aussi terrifiante.

De même que pour la pondération du taux de létalité, cette considération, froide puisque rationnelle, n'est nullement un déni de la gravité des complications vécues dans une faible proportion des cas. Ceux justement sur lesquels nous alertent matin, midi et soir, sur les ondes radio, dans les journaux et à la télé des médecins au front dans les services d'urgence, et qui bien sûr sont dramatiques. Toute détresse respiratoire aiguë requérant une assistance respiratoire est terrible, d'autant plus si les cas affluent soudainement en masse dans les services d'urgence. Bien sûr, le Sars-CoV-2 n'est pas une simple grippette ! Mais la *vraie* grippe saisonnière (*influenza*) non plus.

Les appels à la panique sont compréhensibles et peuvent même avoir du sens (il ne faut pas nourrir l'inconscience), mais j'alerte aussi sur les effets collatéraux ; les lourds dommages psychotraumatiques et socio-économiques ! Il en sera question plus tard, bien plus tard, le confinement s'éternisant, notamment à propos des mêmes personnes âgées, dramatiquement mises à l'écart et isolées.

LA NOTION DE RISQUE EST DÉROUTANTE POUR NOTRE CERVEAU

Faute d'une mise en perspective de la part des scientifiques et des autorités, une autre distorsion nous piège. Ici, comme à chaque crise. Que nous ayons une chance sur cent, sur mille ou sur un million de mourir de quelque chose, notre cerveau effectue une « réduction probabiliste » en pilotage automatique, un processus inconscient à l'origine des distorsions cognitives fondamentales en matière d'évaluation des risques : pour les structures subcorticales de notre cerveau, nous sommes soit en danger (ce qui est grave !), soit en sécurité (et alors tout va bien). Nous avons beau disposer de modèles probabilistes, la notion de risque encouru se réduit, pour des raisons neurologiques, à cette alternative binaire. Afin de bien insister sur cet aspect – car si nous voulons sortir grandis de cette épreuve, il nous faut apprendre à repérer et comprendre nos biais cognitifs –, j'y consacre un paragraphe entier dans mon blog.

L'ABSENCE DE MISE EN PERSPECTIVE DES DONNÉES

Puisque les scientifiques et les autorités ne font rien pour nous protéger contre cette perception fausse que la situation actuelle est catastrophique, voici quelques chiffres afin de remettre en perspective les données, vraies ou fausses, qui nous sont assénées. Alors que le monde entier panique, ne faut-il pas rappeler que la mortalité annuelle due à la pollution atmosphérique est de 790 000 personnes en Europe chaque année (2 000 000 en Chine, 80 000 en France et 8 000 en Suisse) ou encore que les maladies respiratoires infectieuses « courantes » font 2,6 millions de morts tous les ans à l'échelle planétaire ? Si cette pandémie est grave, dramatique, préoccupante, elle reste limitée en rapport de ce que serait une véritable catastrophe épidémique. Certes, comparaison n'est pas raison. La pire épidémie de grippe saisonnière en France (en 2017, avec 20 000 morts) a réduit, de manière infime l'espérance de vie nationale. Les plus virulents épisodes d'influenza (en particulier ceux des années 1957-1958 et 1968-1969 avec la grippe dite de Hong Kong) ont généré une surmortalité significative en faisant, pour cette dernière, 31 000 morts dans une France alors peuplée de 51 millions d'habitants[6]. Pour l'instant, avec le Sars-CoV-2, nous sommes dans un événement de faible amplitude de ce point de vue là et il faudrait des dizaines de milliers de décès supplémentaires dans chaque grand pays d'Europe pour constater le moindre impact de cet ordre sur

6. https://www.college-de-france.fr/media/philippe-sansonetti/UPL6337750126734120562_Antoine_Flahault.pdf

les statistiques mondiales de mortalité. Franchement ? Il est très peu probable que nous arrivions à un tel effet et, si c'est le cas, ce serait le signe avant tout d'une défaillance sanitaire majeure se traduisant par l'incapacité de protéger les personnes les plus à risque.

LES PROJECTIONS ALARMISTES REPOSENT SUR DES MODÈLES SYSTÉMATIQUEMENT SURÉVALUÉS

Dans le pire des cas, si nous ne faisions rien, il pourrait y avoir jusqu'à 70 000 morts en Suisse, 500 000 en France ou en Angleterre nous disent les épidémiologistes. Mais la probabilité que ces projections se confirment est toutefois proche de zéro. On peut même avancer sans risque de se tromper (un luxe en science !) que de telles distorsions probabilistes, déjà observées lors d'épisodes épidémiques précédents, comme le H1N1, sont le produit systémique d'un état d'esprit alarmiste au point d'en être paranoïaque et de modélisations spéculatives débridées à la mesure des moyens désormais offerts par l'informatique. Il ne s'agit pas là d'une opinion mais d'une analyse : ces modèles reposent en effet sur une amplification à l'extrême des variables possibles selon le scénario du pire. Si le pire par définition n'est pas impossible, il est improbable, en proportion du degré d'exagération des hypothèses.

UN VIRUS D'UNE CERTAINE « BANALITÉ »

Le point suivant découle du précédent. Toujous dans mon blog, j'écris que le nouveau coronavirus montre pour l'instant une virulence et une létalité comparables à celles de différents coronavirus, dont certains déjà en circulation dans nos contrées[7]. Son danger réside dans sa diffusion rapide et le nombre inhabituel pour une virose hivernale de cas requérant simultanément une hospitalisation en services d'urgence. Ceci aujourd'hui anticipé, les mesures prises visent à contenir autant que possible l'augmentation du nombre de cas critiques et donc l'engorgement des hôpitaux. Une fois le pic (et le flip) passé, le SARS-CoV-2 a toutes les chances et c'est heureux, de rejoindre une série déjà composée d'une vingtaine de virus respiratoires actifs, avec des caractéristiques habituelles en matière de virulence/contagiosité/létalité. Ou même de disparaître dans les mois qui viennent sans crier gare, destin fréquent de ce genre de virus.

Dès la mi-avril, le virus, dans nos contrées, commencera à donner des signes de faiblesse, que les autorités s'empresseront d'attribuer aux décisions prises, ce qui reste douteux de l'avis des meilleurs spécialistes[8]. En France, le 15 avril, elles annonceront que le nombre de sorties des services d'urgence est désormais plus important que celui des entrées… Restera alors l'inquiétante incertitude quant au risque d'une « deuxième vague » ou même d'une série de répliques, conséquence possible du confinement. Et nous verrons deux écoles de virologistes s'affronter : les uns indiquant qu'une telle deuxième

---

7. Rabaan A. A., Rodriguez-Morales A. J., *et al.*, « *SARS-CoV-2, SARS-CoV, and MERS-COV : A comparative overview* », *InfezMed*, vol. 28, n° 2, juin 2020, p. 174-184.

8. Pr Gotzsche P. C., « *The Coronavirus mass panic is not justified* », 24 mars 2020 : https://www.deadlymedicines.dk/wp-content/uploads/G%C3 %B8tzsche-The-Coronavirus-mass-panic-is-not-justified.pdf

vague serait une nouveauté absolue, les autres qu'elle est inévitable, à moins d'une disparition du coronavirus, dès que les personnes se remettraient à circuler.

NOUS AVONS TOUTES LES RAISONS D'ESPÉRER EN L'IMMUNITÉ DE GROUPE ET L'EFFET D'ATTÉNUATION

Je me dois ici de rappeler ce qu'on entend par « immunité de groupe » : il s'agit du processus par lequel chaque personne qui contracte le virus et n'en meurt pas s'immunise – normalement –, la multiplication des immunisés conduisant à une immunité qui par effet de masse devient un facteur de protection collective.

Toute la logique vaccinale est fondée sur ce principe. Dans le cas du coronavirus, on évalue à 60 % le seuil à partir duquel l'immunité collective, ou *immunité grégaire*, pourra mettre en échec la propagation du virus[9]. C'est bien sûr beaucoup, mais certains de ces effets seront toutefois heureusement sensibles bien avant ce seuil… Les mesures prises visent à *lisser* la progression de l'épidémie pour, entre autres, mettre à profit dans la durée l'émergence de cette immunité de groupe.

Quant à l'effet « d'atténuation », il fait intervenir la notion de barrière interespèces. Quand un virus trouve le moyen d'envahir une nouvelle espèce et de s'y diffuser par contagion

9. Kwok K. O., Tang J. W. T., *et al.*, « *Herd immunity - estimating the level required to halt the COVID-19 epidemics in affected countries* », *Journal of Infection*, mars 2020.

intraspécifique, on observe souvent que sa virulence tend à décroître au cours des semaines et des mois suivant l'envahissement d'une nouvelle espèce[10]. Si je devais employer une image anthropomorphique, je dirais que les virus n'ont aucun intérêt à tuer les hôtes qu'ils envahissent puisque leurs propres développement et diffusion en dépendent. Or on a su très vite que le Sars-CoV-2 avait pour hôtes habituels, avant novembre 2019, d'autres mammifères que nous – en l'occurrence la chauve-souris[11], qui aurait par promiscuité contaminé le pangolin[12], petit mammifère dont une grande partie de la population de la planète ignorait jusqu'alors l'existence, lequel nous aurait à son tour transmis le Sars-CoV-2…

LES PERSPECTIVES DE TRAITEMENT SONT BONNES

Nous sommes le 12 mars, bien avant l'irruption du terme « chloroquine » dans tous les foyers, notamment français,

---

10. Dharmayanti N. L. P. I., Davis C. T., *et al.*, « *Attenuation of highly pathogenic avian influenza A(H5N1) viruses in Indonesia following the reassortment and acquisition of genes from low pathogenicity avian influenza A virus progenitors* », *Emerging Microbes & Infections*, vol. 7, n° 1, août 2018, p. 147 ; Deng J., Tian K., *et al.*, « *Serological survey of SARS-CoV-2 for experimental, domestic, companion and wild animals excludes intermediate hosts of 35 different species of animals* », *Transboundary and Emerging Diseases*, avril 2020.

11. Lau S. K. P., Woo P. C. Y., *et al.*, « *Possible Bat Origin of Severe Acute Respiratory Syndrome Coronavirus 2* », *Emerging Infectious Diseases journal* , vol. 26, n° 7, avril 2020.

12. Zhang T., Wu Q., et Zhang Z., « *Probable Pangolin Origin of SARS-CoV-2 Associated with the COVID-19 Outbreak* », *Current Biology*, vol. 30, n° 8, avril 2020, p. 1578.

et pour cause : la querelle qui va éclater verra s'opposer avec une véhémence sans précédent d'éminents infectiologues de l'Hexagone. J'écris que cet antipaludique connu des voyageurs tropicaux sous le nom commercial de Nivaquine « semble prometteur » contre le coronavirus. Il s'agit d'un médicament ayant déjà montré une action *in vitro* sur d'autres coronavirus[13], peu coûteux et dont la pharmacocinétique est parfaitement connue. Je découvre qu'à Marseille, le professeur Didier Raoult, à la tête de l'IHU, l'Institut hospitalo-universitaire Méditerranée Infection, vient de démarrer un essai clinique suite à la publication par les Chinois d'une première étude *in vivo* faisant état de résultats intéressants[14]. Le traitement réduirait la durée de portage viral* de 12 à 4 jours dessinant un possible usage curatif aussi bien que préventif car permettant de réduire la charge virale et donc la contagion[15]. D'autres médicaments déjà employés sur d'autres virus sont en train d'être évalués, avec de bonnes chances qu'un ou plusieurs puissent montrer une efficacité thérapeutique.

Ma conclusion est sur le même ton que mes premiers billets à propos de cette épidémie : « Soyons sérieux, certes. Mais de grâce, sortons de cette spirale insensée qui nous tient en

---

13. Vincent M. J., Nichol S. T., *et al.*, « *Chloroquine is a potent inhibitor of SARS coronavirus infection and spread* », *Virology Journal*, vol. 2, août 2005.

14. Gao J., et Hu S., « *Update on use of chloroquine/hydroxychloroquine to treat coronavirus disease 2019 (COVID-19)* », *BioScience Trends*, avril 2020.

* La durée entre le début et la fin de l'infection, et donc de contagiosité possible.

15. « Coronavirus : Peur vs data / Chloroquine : Recherche clinique », chaîne YouTube *IHU Méditerranée-Infection*, 9 mars 2020.

haleine dans un état d'esprit apocalyptique. Il s'agit d'une situation sans précédent récent, mais avec un virus dans l'ensemble plutôt banal – malgré les conséquences graves qu'il entraîne dans une petite proportion des cas. Ces caractéristiques ne laissent pas sérieusement penser que nous soyons face à une catastrophe sanitaire. Un état d'urgence sanitaire, oui. Une responsabilité sanitaire, oui. Un nécessaire engagement sanitaire de chacun, oui. »

NOS AUTORITÉS FONT (À PEU PRÈS) TOUT JUSTE… ET DONC (À PEU PRÈS) TOUT FAUX ?

Dans chaque pays, les autorités politiques et sanitaires s'activent, selon leurs habitudes de pensée et les moyens dont elles disposent. Les décisions prises sont dans l'ensemble raisonnablement proportionnées. Nos autorités jouent en fait une partition compliquée mais essentielle : être suffisamment alarmistes pour mobiliser autour des justes messages de prévention, sans nourrir des peurs excessives. Avec le risque de ne satisfaire personne, ni les placides ni les alarmistes !

Je souligne dans mon billet que les toutes dernières mesures prises en Suisse comme ailleurs « l'ont été sans que l'on sache si elles sont nécessaires ou inutiles ». En particulier concernant la fermeture des écoles ordonnée par principe de précaution et en Suisse sous la pression populaire, d'autres pays ayant déjà décidé de ce lock-down scolaire. J'ajoute, prudent : « L'avenir nous dira ce qu'il en est d'une éventuelle contagiosité des enfants, qui apparaissent ne pas tomber malades eux-mêmes du coronavirus. » Nous ne savons pas clairement à ce stade si ou dans quelle mesure ils pourraient être contagieux, mais les autorités ont préféré éviter d'avoir à le constater trop tard si c'était le cas. Je note prudemment : « Les données dont nous disposons indiquent pour l'instant que les pays qui ont fermé les écoles semblaient mieux contenir l'épidémie. » Un mois plus tard, je relaierai également les données publiées suggérant que la fermeture des écoles n'aura pas été une mesure nécessaire[16]. Silence assourdissant dans les médias. Au moment où la fermeture a été décidée, j'avais indiqué que d'autres causes encore non identifiées « pourraient aussi in fine expliquer que les plus jeunes soient relativement épargnés. Ni victimes ni vecteurs. » J'avais alors eu l'impression d'être seul à le dire.

Malgré le doute né du décalage entre ce qui est affirmé et la réalité de l'épidémie, j'écris encore que « nous nous devons de suivre scrupuleusement les instructions des autorités. Chacun son métier – je n'aimerais pas exercer le leur, en général et encore moins maintenant. Nous avons un devoir collectif de solidarité et de responsabilité que nous devons assumer avec engagement et diligence », en prenant soin de préciser : « Une fois la psychose et l'épidémie contenues ou passées, il sera important de nous poser quelques questions… »

J'espérais avoir fait œuvre utile à la petite échelle qui est la mienne. Mais nous ignorions alors encore tant de choses au sujet du Sars-CoV-2, dont certaines caractéristiques comme son mode et sa vitesse de diffusion, le taux de complications (cas critiques et graves) et la létalité qu'il provoque, questions

16. Viner R. M., Booy R., *et al.*, « *School closure and management practices during coronavirus outbreaks including COVID-19 : a rapid systematic review* », *Lancet Child Adolesc Health*, vol. 4, 2020, p. 397-404.

qui restaient alors, malgré quelques premières données fragmentaires autant de points d'interrogation. Je comprenais donc bien le souci voire la peur, mais je trouvais important de donner des repères objectivement rassurants quant à quoi nous attendre.

3
SOMMES-NOUS VRAIMENT « EN GUERRE » ?

Le recours aux métaphores militaires devrait toujours nous alerter. Elles visent en effet à peu près toujours à réaliser une *entente sacrée* derrière les gouvernants d'une manière qui permette d'occulter les causes réelles d'un problème. L'adage a été abondamment rappelé ces temps, hélas à juste titre : « La première victime de toute guerre, c'est la vérité[1]. »

Nous sommes en guerre contre le terrorisme ? Certes, mais nous avons fait tout ce qu'il fallait depuis trente ans pour le produire – notamment avec la désastreuse guerre d'Irak à laquelle s'opposa en vain Jacques Chirac. En guerre contre la précarité ? Oui, mais nous ne faisons rien de sérieux depuis la première crise pétrolière pour en venir à bout – comme le

1. Attribué à tort à Kipling et divers auteurs, nous le devons en fait à Philip Snowden, qui l'énonça dans la préface qu'il rédigea à l'ouvrage de ED Morel, *La vérité et la guerre*, publié à Londres en juillet 1916.

housing first[*], « logement d'abord » en français[2], ou le revenu universel[3], dispositifs efficients pour aider les personnes précarisées non seulement à ne pas couler mais encore à reprendre pied[4].

Le 16 mars, le président Emmanuel Macron fait sa deuxième allocution publique en moins d'une semaine. « Nous sommes en guerre, en guerre sanitaire certes. Nous ne luttons ni contre une armée ni contre une autre nation, mais l'ennemi est là, invisible, insaisissable, et qui progresse. Et cela requiert notre mobilisation générale. Nous sommes en guerre. » Il martèlera six fois le terme « guerre ».

Frappé comme beaucoup par la tonalité martiale du discours, j'écris sur mon journal : « Nous voici donc nous dit-on en "état de guerre". Nouveauté certes pour nos générations qui (sauf pour les plus anciens) n'ont connu que des temps de paix : la France comme l'ensemble de l'Europe est sous un quasi-couvre-feu. » Et ma sensibilité aux dynamiques collectives

---

* Un programme social d'origne britannique qui priorise l'accès au logement pour les sans domicile fixe.

2. Tiderington E., « *Long-term effectiveness of housing and support services for homeless adults with mental illness* », *Lancet Psychiatry*, vol. 6, n° 11, novembre 2019, p. 879-881.

3. Kangas O., et Kalliomaa-Puha L., *National strategies to fight homelessness and housing exclusion- Finland 2019*, European Social Policy Network, European Commision, Directorate-General for Employment, Social Affairs and Inclusion, 2019.

4. Stergiopoulos V., Wesley Hwang S., *et al.*, « *Long-term effects of rent supplements and mental health support services on housing and health outcomes of homeless adults with mental illness : extension study of the At Home/Chez Soi randomised controlled trial* », *The Lancet Psychiatry*, vol. 6, n° 11, octobre 2019.

me pousse à m'inquiéter de deux conséquences : la restriction grave des libertés individuelles, que le défenseur des droits, Jacques Toubon, la contrôleuse générale des lieux de privation de liberté, Adeline Hazan, et Jean-Marie Burguburu, président de la Commission nationale consultative des droits de l'Homme, jugeront également préoccupante dans une tribune parue quatre jours plus tard ans *Le monde*[5]. J'évoque aussi « une casse économique et sociale qui promet d'être dramatique ».

Mais, relayés par tous les médias, les discours des chefs d'État s'enflamment à qui mieux mieux : nous sommes « attaqués », l'ennemi est « invisible », « sournois », « redoutable » mais nous en viendrons à bout ! La réalité semble pourtant plus « prosaïque ». Nous subissons une contamination à large échelle par un virus qui est un pur produit de la rencontre entre la bêtise humaine (l'entassement dans des cages d'animaux sauvages de diverses espèces dans des marchés insalubres…) et de l'inventivité du vivant. Le « bidule » a franchi la barrière interespèces[6] et s'est propagé à partir de là, au sein de notre propre espèce avec la fulgurance propre à ces toutes petites choses. Je ne changerais pas une ligne de ce que j'écris ce jour-là : « Ce n'est pas une guerre, nous ne pourrons jamais vaincre ou éradiquer cette chose. Nous prémunir contre ses dégâts si, puis nous aurons à apprendre à vivre avec elle. Ce qui réclame une autre intelligence que celle des slogans martiaux sanitaires… »

---

5. Toubon J., Hazan A., et Burguburu J.-M., « Coronavirus : Sauvegardons les droits fondamentaux pendant la crise sanitaire », *Le monde*, 20 mars 2020.

6. « *How wildlife trade is linked to coronavirus* », chaîne YouTube *Vox*, 6 mars 2020.

J'ajoute une « précaution liminaire » d'éthique citoyenne : « En ces temps de mobilisation collective, nous avons tous à respecter scrupuleusement les mesures qui sont imposées [et] même si on doute de celles-ci ou qu'on les trouve inadaptées, aucun d'entre nous ne peut se donner le droit de suivre sa propre idée. » Cependant, ajouté-je, cette obéissance civile « ne doit surtout pas conduire à une interdiction de penser ou de parler. Nous vivons des temps hautement traumatiques, avec des dégâts sur la population qui seront considérables. Donner sens à ce que nous vivons, nous renseigner, oser poser des questions est non seulement un droit inaliénable mais aussi une nécessité vitale ! » J'ai lu de nombreux commentaires ironiques sur l'irruption malvenue d'apprentis virologues ou d'épidémiologistes amateurs s'exprimant à tort et à travers. J'ai également été sermonné : on m'a rappelé ma « responsabilité en tant que scientifique » et que les analyses que je pouvais faire aussi pertinentes fussent-elles risquaient d'être mal interprétées. Je pense l'inverse. Je suis convaincu que plus les citoyens s'intéresseront à ce qui nous arrive, plus ils s'informeront et mieux encore se documenteront, et mieux cela nous aidera à mettre en dialogue ce que nous vivons. Ce qui est crucial à la fois pour notre santé psychique individuelle et notre résilience collective.

Depuis le début de l'émergence du coronavirus, j'écris qu'il s'agit d'une épidémie « plutôt banale ». Le terme peut choquer quand il y a des morts, et *a fortiori* dans la crise sanitaire que nous vivons alors, mais les données scientifiques parlent, il suffit de les écouter. Celles des affections respiratoires que nous vivons chaque année provoquent environ 2 600 000 morts à travers le monde.

À la mi-mars, alors que la France rejoint l'Italie et l'Espagne dans un confinement draconnien, certains parmi les meilleurs épidémiologistes (comme le Pr Giesecke en Suède[7] ou le Pr Wittkowski aux États-Unis[8]) mettent en garde contre le risque de prolonger l'épidémie par le confinement, alors que, disent-ils, elle aurait vocation à passer rapidement si on se focalisait plutôt sur la mise en quarantaine des malades et la protection des personnes à risque, qui permettraient la diffusion du virus chez les moins de 60 ans, sans facteur de risque, pour qui la maladie est bénigne, favorisant ainsi l'émergence de la fameuse « immunité de groupe[9] ». Cette attitude sera prise pour de la désinvolture ou considérée comme trop risquée, même si des pays tels que la Suède et la Hollande – avec une situation épidémique, il est vrai, moins forte que celle des pays latins – refuseront de décréter un lock-down, ce qui veut dire en anglais être enfermé en bas, et de confiner la population. Plus tard, le Pr Giesecke expliquera qu'aucune des mesures prises et appliquées en Suisse et en France n'avait la moindre validité scientifique, à part le lavage des mains, ce qui justifiait le choix suédois, dont il regrettait que les Britanniques se soient éloignés précipitamment pour se confiner, là encore

---

7. https://www.thelancet.com/action/showPdf?pii=S0140-6736%2820%2931035-7

8. https://www.researchgate.net/publication/340325643_The_first_three_months_of_the_COVID-19_epidemic_Epidemiological_evidence_for_two_separate_strains_of_SARS-CoV-2_viruses_spreading_and_implications_for_prevention_strategies

9. https://www.medrxiv.org/content/10.1101/2020.03.28.20036715v2.full.pdf
https://covidinfos.net/covid19/pour-le-pr-wittkowski-le-confinement-na-aucun-benefice-seulement-des-effets-negatifs/832/

avec une explosion rapide du nombre de morts[10]. On verra aussi l'OMS féliciter la Suède pour sa gestion de l'épidémie et rappeler que le confinement n'avait jamais fait partie de ses recommandations[11].

Au fil des semaines, d'autres très grands spécialistes commenceront à oser dire que le confinement a été une absurdité[12] et sommeront les autorités d'en finir[13]. Dans le même temps des données tomberont, montrant que la fameuse « courbe en cloche » avec une redescente rapide, est exactement la même entre les pays, indépendamment des mesures prises ou non – la seule différence résidant dans le nombre de victimes, corrélé de manière presque trop visible avec la sévérité du confinement. Des études venues de Chine montreront que dans la province de Wuhei, toutes les contaminations ont eu lieu à l'intérieur ! Enfin, une première recherche de l'Institut John Hopkins et des universités de Zürich et de Bâle sur l'efficience des mesures autres que le lavage des mains, soulignera que de toutes celles proposées, le confinement arrive en tout dernier avec une efficacité en

10. https://www.thelancet.com/journals/lancet/article/PIIS0140-6736(20)31035-7/fulltext

11. http://www.aps.dz/sante-science-technologie/104433-covid-19-l-oms-n-a-jamais-conseille-le-confinement-contre-l-epidemie

12. Comme le biologiste, prix Nobel de chimie, Michael Levitt : https://unherd.com/thepost/nobel-prize-winning-scientist-the-covid-19-epidemic-was-never-exponential/?fbclid=IwAR3WWly9-OLyaVq_06EYzusRf7_xRWu2jIlNqGAGuSsldgojciiSSbuu72g

13. https://thehill.com/opinion/healthcare/494034-the-data-are-in-stop-the-panic-and-end-the-total-isolation

matière de ralentissement de l'épidémie d'au mieux de 5 % – avec une marge d'incertitude de 5 %[14] !

Une autre étude quantifiera (enfin) les coûts humains (en termes de perte d'espérance de vie ou de morts prématurées du fait de la précarité, la dépression, l'angoisse, les suicides) générés par le confinement[15].

Et l'on voit l'ultime motif désolant du désastre : ce confinement vendu comme un pis-aller en l'absence de ce qui était nécessaire (tests de dépistage, suivi des chaînes de contamination, masques) aura, si l'on croit ces premières études, été lui aussi toxique !

Mais au mois de mars, chez nous, la montée en puissance de la dramatisation se nourrit des taux de complications et de létalité que l'on nous brandit sous le nez jour après jour. Or ils ne veulent rien dire ! Les capacités de dépistage variant fortement d'un pays à l'autre, nous n'avons simplement aucun moyen de connaître le nombre de personnes réellement infectées par pays, en France par exemple. Nous n'avons aucune donnée fiable à laquelle référer les informations dont nous disposons, en l'occurrence les cas déclarés et les décès.

C'est un classique en épidémiologie : si vous ne dépistez que les morts, vous parviendrez à 100 % de taux de mortalité ! Si vous ne testez que les cas critiques, vous en aurez moins, mais toujours beaucoup plus qu'en réalité. Si vous pratiquez des tests à large échelle, vous aurez beaucoup de cas, alors que

---

14. https://www.medrxiv.org/content/medrxiv/early/2020/04/28/2020.04.16.20062141.full.pdf

15. https://www.medrxiv.org/content/medrxiv/early/2020/05/02/2020.04.17.20069716.full.pdf

si vous dépistez peu, leur nombre sera faible. La cacophonie qui règne alors ne permet simplement pas d'avoir la moindre idée de la progression réelle du virus et de sa diffusion parmi la population.

À la suite d'une première estimation que j'avais relatée dès le 18 mars, indiquant que le taux de décès parmi les personnes effectivement infectées par le Covid devait être au plus de 3/1 000 (et probablement bien moins), je me vis publiquement accuser sur un blog de Mediapart, de propager des *fake news* ! Manifestement, l'auteur avait fait une lecture un peu trop rapide de mon article et mal compris ce que j'avançais, ce qui montre que l'on peut croire fact-checker et simplement mal lire… La cause de ce type de confusion est bête comme chou : le taux de dépistage reste faible même dans les pays qui ont massivement emprunté cette voie[16]. S'il reste évidemment impossible de connaître le nombre de cas inconnus[17], on est de toute manière très loin des statistiques disponibles fondée sur des données lacunaires. Un article du Pr John Ioannidis de l'université Stanford, en Californie, sommité mondiale de l'analyse des données médicales, publié le 17 mars, confirmait la pertinence de ces analyses épidémiologiques[18]. J'ai aussitôt contacté *Mediapart* espérant de leur part un rectificatif. En vain.

---

16. Hasell J., Roser M., *et al.*, « *To understand the global pandemic, we need global testing – the Our World in Data COVID-19 Testing dataset* », 31 mars 2020.

17. Pueyo T., « *Coronavirus : Why You Must Act Now* », Medium.com, 10 mars 2020.

18. Ioannidis J. P. A., « *A fiasco in the making ? As the coronavirus pandemic takes hold, we are making decisions without reliable data* », *StatReports*, 17 mars 2020.

FIN DU MONDE OU PAS ?

Pareillement, les projections qui sont faites pour imaginer le nombre de morts possibles sont toujours aussi délirantes. Elles reposent sur un « forçage » artificiel et maximal de toutes les valeurs et coefficients. Elles proviennent de modélisateurs qui travaillent dans des bureaux, devant des ordinateurs et n'ont aucune idée ni des réalités de terrain ni de l'infectiologie clinique, tout ceci aboutissant à des fictions absurdes. On pourrait leur laisser le bénéfice de la créativité. Malheureusement, ces projections, littéralement psychotiques, font des dégâts massifs par leur impact anxiogène et parfois traumatique sur la population. Un article dans un journal de psychiatrie, tire la sonnette d'alarme : « Cette épidémie entraîne des problèmes de santé supplémentaires tels que le stress, l'anxiété, les symptômes dépressifs, l'insomnie, le déni, la colère et la peur au niveau mondial. Les préoccupations collectives influencent les comportements quotidiens, l'économie, les stratégies de prévention et les décisions des décideurs politiques, des organisations de santé et des centres médicaux, ce qui peut affaiblir les stratégies de contrôle de Covid-19 et entraîner une augmentation de la morbidité et des besoins en matière de santé mentale au niveau mondial[19]. »

Je suis anthropologue de la santé et expert en santé publique. J'ai quelques références dans mon domaine, comme celle d'être (malgré l'embarrassante immodestie de ce propos) un

19. Torales J. Ventriglio A., *et al.*, « *The outbreak of COVID-19 coronavirus and its impact on global mental health* », *International Journal of Social Psychiatry*, mars 2020.

des meilleurs connaisseurs des processus de rétablissement en santé mentale et des déterminants de la santé. Cette expertise m'a valu d'être invité à enseigner dans une quinzaine de programmes universitaires et de hautes écoles en santé (facultés de médecine des universités de Genève et Lausanne, École polytechnique fédérale de Lausanne, Institut de hautes études internationales et du développement à Genève, universités de Montréal, Fribourg, Neuchâtel, etc.) J'ai exercé ma profession hors des milieux académiques, préférant agir au niveau des politiques de santé et sur le terrain. J'ai notamment créé différents dispositifs sociosanitaires innovants dans le domaine de la santé mentale, dont certains font référence aujourd'hui.

Mon expérience en santé mentale me fait éviter strictement certains termes comme « schizophrénie » ou « psychose », qui sont très souvent utilisés abusivement et d'une manière désobligeante pour les personnes concernées. Médicalement, la psychose se caractérise par des distorsions cognitives, perceptuelles et affectives entraînant une perte de contact avec la réalité. Dans le cas de l'emballement autour de l'épidémie de Covid, le mot est hélas pleinement indiqué.

Aussi, à travers mon blog notamment, j'en appelle aux professeurs de la faculté de médecine et autres instituts universitaires pour qu'ils arrêtent de produire et de colporter des modélisations fausses et anxiogènes – et je ne suis pas le seul à le faire[20]. Certes, ces experts se protègent en indiquant le caractère intrinsèquement outrancier de leurs formalisations et les journalistes le mentionnent scrupuleusement. Il

---

20. Libsker A., « *Michael Levitt Analysis : Corona Is Slowing Down, Humanity Will Survive* », CTECH, 13 mars 2020.

n'empêche, tout ceci alimente un sentiment de fin du monde qui n'a absolument pas lieu d'être et qui, de surcroît, est lui-même profondément nocif ! J'écris donc : « On peut certes donner crédit à nos dirigeants d'envisager le pire du pire du pire sur la base de données alarmistes pour ne surtout pas prendre le moindre risque et ainsi éviter qu'il se produise. En attendant, on construit une hallucination – collective – sur la base de chiffres qui ne veulent rien dire[21]. »

MAIS TOUS CES MORTS ET CES SERVICES ENGORGÉS ?

Le vrai point noir, ce sont les cas graves. Sans eux, l'épidémie serait insignifiante. Il se trouve que le Covid-19 entraîne des complications rares mais redoutables, comme me le confirme très vite un ami médecin des Hôpitaux universitaires de Genève, le Dr Philippe Cottet : « Il faut le dire, les pneumonies virales sont d'habitude rarissimes. Elles ont un tableau clinique fruste et d'évolution parfois fulminante, dont les signes annonciateurs sont difficilement identifiables face aux cas plus bénins. C'est un réel challenge clinique, sans compter le nombre de cas simultanés. » Tout au long de ces semaines hors du commun, malgré ses responsabilités et son état de fatigue, Philippe restera un interlocuteur privilégié, attirant régulièrement mon attention sur la réalité telle qu'elle se vit au cœur des services de soins intensifs.

---

21. Ioannidis J. P. A., « *Coronavirus disease 2019 : The harms of exaggerated information and non-evidence-based measures* », *European Journal of Clinical Investigation*, 19 mars 2020.

C'est l'existence de ces cas graves, alors estimés à 15 % (en réalité, tel qu'on l'établira ensuite, au moins 10 fois moins[22]), qui justifie que l'on ne s'en remette pas simplement à l'immunité de groupe dont j'ai parlé plus haut[23]. En l'absence de traitement pour protéger ou guérir les personnes à risque, le choix de laisser l'immunité se construire en laissant circuler le virus est apparu comme étant trop dangereux. Prendre cette direction se révélait éthiquement problématique du fait de la gravité des conséquences possibles pour les populations les plus faibles.

Reste aussi le risque, bien réel, d'engorgement des services d'urgence du fait de l'abondance soudaine de cas graves, et le stress majeur qu'il fait porter à des équipes soignantes laissées à elles-mêmes et prenant de plein fouet la réduction des moyens opérée depuis vingt ans et dont les effets ont commencé à se faire sentir il y a une décennie. Chaque année maintenant, différents épisodes – qu'il s'agisse des conséquences d'une canicule l'été ou de l'impact d'infections respiratoires l'hiver – conduisent à une saturation de services travaillant désormais à flux tendu. Un paradigme managérial réduisant la capacité des dispositifs à absorber ces surplus de demandes de soins[24]

22. Selon les données récoltées dans la ville de New York, le taux d'hospitalisation des malades infectés par le coronavirus n'a pas dépassé 0,1 % pour les personnes âgées de 18 à 44 ans, et 1,7 % chez les 65-74 ans : https://thehill.com/opinion/healthcare/494034-the-data-are-in-stop-the-panic-and-end-the-total-isolation

23. Kwok K. O., Tang J. W. T., *et al.*, « *Herd immunity - estimating the level required to halt the COVID-19 epidemics in affected countries* », *Journal of Infection*, mars 2020.

24. Juven P. A., Pierru F., et Vincent F., *La casse du siècle*, *À propos des réformes de l'hôpital public*, Paris, Éditions Raisons d'agir, 2019.

et contre lequel, juste avant l'arrivée de l'épidémie, les soignants manifestaient dans les rues de France et contre lequel le personnel des urgences avait entamé, de guerre lasse, une longue grève[25].

Je comprends le désarroi des équipes, ainsi même qu'une possible colère face aux éléments que j'avance. La santé publique est profondément autre que la clinique. Nous ne travaillons pas à la même échelle. Chaque décès prématuré est un drame que vivent durement les soignants et je m'en voudrais sincèrement de donner l'impression d'y être indifférent. Mais nous devons faire ce travail de mise en perspective, pour y voir clair.

La médecine comme le journalisme travaillent dans le cas particulier. C'est pour cela par exemple qu'il n'existe pas de « remède miracle » : chaque personne sera susceptible de réagir différemment à un traitement. Quant au journaliste, il cherche à illustrer une thématique avec des cas concrets, en rapportant donc des images et des paroles souvent choquantes. Mais en santé publique, on n'agit pas à ce niveau *narratif* singulier. On collecte des données pour cerner les contours exacts d'une problématique. Ainsi, à l'échelle mondiale, le taux de létalité du Covid pour les tranches d'âge inférieures à 60 ans est inférieur à 1,8 %[26]. Ces cas existent bel et bien, mais ils sont, heureusement, marginaux.

Un possible motif d'inquiétude en revanche est soulevé par cette affirmation selon laquelle il y aurait des personnes

---

25. Poingt G., « Grève aux urgences : nouvelle journée d'action dans toute la France ce jeudi », *Le figaro*, 26 septembre 2019.

26. Oke J., et Heneghan C., *Global Covid-19 Case Fatality Rates*, Oxford Covid19 Evidence Center, 17 mars 2020.

jeunes en quantité non négligeable atteintes de pneumonie et placées sous assistance respiratoire pendant quelques jours[27]. Elles semblent heureusement survivre ainsi prises en charge[28], alors que, rappelons-le, la grippe saisonnière tue en moyenne une vingtaine de jeunes en France et près de 700 aux États-Unis chaque année[29]. J'écris alors : « C'est bien le nombre de lits en soins intensifs qui risque dès lors de poser problème si l'encombrement des services de réanimation se poursuivait. » Je ne pensais pas que la réalité me donnerait raison à ce point-là.

DONNER UN SENS À CE PSYCHODRAME COLLECTIF

Mon état de santé se gâte. Des frissons, puis deux jours plus tard de forts maux de tête et une fièvre, d'abord modérée. Mon médecin traitant me prescrit du Dafalgan (dont je me garde de faire usage pour ne pas contrarier l'action antivirale de la fièvre), ainsi qu'une stricte mise à l'isolement au cas où je serais porteur du nouveau coronavirus. Je passe ainsi quelques jours dans cet état pas entièrement désagréable à vrai dire quand on

---

27. Grasselli G., Zangrillo A., et Zanella A., « *Baseline Characteristics and Outcomes of 1591 Patients Infected With SARS-CoV-2 Admitted to ICUs of the Lombardy Region, Italy* », JAMA, 6 avril 2020.

28. Dylan S., « *Different age cohorts have different vulnerabilities to Covid-19, but nobody's risk is zero* », *Vox*, 23 mars 2020.

29. Nielsen J., Krause T. G., *et al.*, « *European all-cause excess and influenza-attributable mortality in the 2017/18 season : should the burden of influenza B be reconsidered ?* », *Clinical Microbiology and Infection*, vol. 25, 2019, p. 1266-1276.

a habituellement une vie plutôt active. Être malade m'offre en général l'occasion avec ce temps libre inespéré de relire des classiques en bande dessinée comme *Lucky Luke*, *Astérix* ou encore *Tintin*, une de mes passions.

Cette fois-ci, pas de petites vacances, je garde le lit mais je tente tant bien que mal de travailler. Je passe mes journées à éplucher ce que je trouve, puisant tour à tour dans la littérature scientifique comme sur les médias grand public, pour chercher à mieux comprendre l'épidémie, ses caractéristiques et ses risques réels ; et aussi l'invraisemblable psychodrame collectif que nous sommes tous en train de vivre. Pour essayer de donner un sens aux réponses sanitaires apportées, qui commencent déjà à s'éloigner de manière intrigante, des « meilleures pratiques » en la matière.

Une des compétences essentielles en anthropologie médicale est la consultation et l'analyse de la littérature médicale et scientifique. En vérité, personne n'arrive à comprendre toute la littérature publiée – pas même les meilleurs chercheurs ! Pour un article, le taux de compréhensibilité est habituellement, au mieux, de 85 %. D'abord parce que la qualité de rédaction est souvent médiocre, avec parfois des pages entières aussi absconses que certaines productions administratives. Ensuite, parce qu'aucun d'entre nous ne maîtrise ou n'est capable d'apprécier toutes les matières ou les pratiques d'analyse.

Notre compétence propre est de lire, comprendre puis décrypter les publications. Pour en analyser la pertinence, les biais ainsi que, le cas échéant (plutôt fréquent), les bidouillages, mais aussi les axes et présupposés sémiologiques, méthodologiques, sociologiques, philosophiques et même symboliques. Si nous, anthropologues, sommes bons dans notre domaine, cela nous donne une acuité et une pertinence particulièrement élevée, même en comparaison des chercheurs, à comprendre et mettre du sens dans les recherches produites.

J'ai donc poursuivi intensivement mes investigations. Trouvant pas mal de choses à dire ou à redire, entre les données importantes mais non communiquées d'une part et le nombre d'affirmations absurdes de l'autre, souvent même « abracadabrantesques » pour reprendre l'expression empruntée par Jacques Chirac à Rimbaud pour discréditer des accusations (pourtant véridiques) le concernant.

Dans la nuit du mardi 17 mars, avec plus de 39 °C de fièvre, je rédige d'une traite un texte qui se répandra comme une traînée de poudre, « mettant feu à la toile » pour reprendre l'expression imagée du journaliste québécois Stéphan Bureau[30].

Je ne me serais jamais douté qu'il puisse intéresser quiconque au-delà d'un petit cercle d'initiés fidèles lecteurs de mon blog. Comme quoi, on peut être solide dans ses analyses et mauvais dans ses prédictions ! J'étais sincèrement convaincu qu'il n'aurait aucun succès : il est beaucoup trop long, il donne un point de vue divergent sur la pandémie et présente une perspective (celle de l'anthropologie médicale) qui reste peu connue.

J'écris donc sans me soucier d'indiquer mes références documentaires. Connaissant mon sujet au bout de trente ans d'activité, je ne me suis simplement pas embarrassé de fioritures pour dire les choses telles que je les connaissais et les concevais. Dès

30. « Bien entendu » émission de Stéphan Bureau, Ici-Première, émission de Radio-Canada du 8 avril 2020.

le lendemain toutefois, je fus questionné rugueusement (et à juste titre) sur les réseaux sociaux au sujet de ces affirmations qui apparaissaient à certains incroyables parce que non documentées. La solidité et la qualité de la recherche documentaire est pourtant l'une de mes forces professionnelles – autant qu'un réel plaisir. J'aime passer des heures et même parfois des nuits entières à chercher des références, à découvrir et à analyser des travaux de chercheurs, connus ou non. Sans compter que je dispose, comme tous les scientifiques, de ma propre base de données informatisée de références documentaires – comprenant des milliers de titres sur une centaine de sujets de recherche différents*. Je consolide donc rapidement mon argumentaire. D'autres données intéressantes étant publiées jour après jour, je continue à étoffer mon article pendant une bonne semaine.

C'est cette version complétée et révisée de cet article, partiellement simplifiée pour le confort de lecture, que je reproduis partiellement ci-dessous.

18 MARS, « COVID : "FIN DE PARTIE" ?! »

Mon article s'intitule « Covid-19 : "fin de partie" ?! », pour reprendre la tonitruante affirmation, sans point d'interrogation, proférée le 26 février par l'un des experts mondiaux en matière de maladies transmissibles : Didier Raoult dirige

* Différentes applications informatiques dédiées existent pour faciliter le référencement et le classement des documents. Je recommande en particulier Zotero, bibliothèque de recherche individuelle proposée par l'École polytechnique fédérale de Lausanne.

l'Institut hospitalier universitaire (IHU) Méditerranée Infection à Marseille, avec plus de 800 collaborateurs. Cette institution détient la plus terrifiante collection de bactéries et de virus « tueurs » qui soit et constitue un des meilleurs centres de compétences en infectiologie et microbiologie au monde. Le Pr Raoult a suivi depuis le début du millénaire les différentes épidémies virales qui ont frappé les esprits et noué des contacts scientifiques étroits avec ses meilleurs collègues chinois. Parmi ses hauts faits, ce pionnier de la paléomicrobiologie a identifié des dizaines de nouvelles bactéries pathogènes – dont deux portent son nom aujourd'hui, *Raoultella planticola* et *Rickettsia raoultii* –, et inventé différents traitements, comme celui à base de… Plaquénil contre la maladie de Whipple[31], qui figurent aujourd'hui dans les manuels de référence[32].

Il est par ailleurs classé parmi les dix premiers chercheurs français par la revue *Nature*[33], tant pour le nombre de ses publications (plus de deux mille) que pour le nombre de citations par d'autres chercheurs, et comme le premier microbiologiste d'Europe par le nombre de citations dans le classement ISI Web of Knowledge en 2014.

J'introduis ici une parenthèse sur ces classements. Il en existe plusieurs, comme la « Highly Cited Researcher List » de

31. Angelakis E., Raoult D., *et al.*, « *Doxycycline assay hair samples for testing long-term compliance treatment* », *Journal of Infection*, vol. 71, n° 5, 2015, p. 511-517.

32. Yu V. L., Weber R., et Raoult D., *Antimicrobial Therapy and Vaccine*, New York, Apple Trees Production, LLC, 2002.

33. Molga P., « Didier Raoult, chercheur volontariste », *Les échos*, 29 octobre 2008.

la société Clarivate Analytics ou encore « Expertscape »[34], qui, au niveau mondial, décident quels scientifiques sont les plus influents, les plus importants, en fonction de leur notoriété et de l'influence qu'ils exercent sur leurs pairs. Cette tendance à classer les scientifiques selon leur nombre de publications, comme les athlètes ou les équipes sportives en fonction de leurs coupes, en dit long sur la compétitivité dans le monde de la recherche et donc ses possibles dérives. Le physicien écossais Peter Higgs, découvreur du fameux boson portant son nom, expliqua un jour qu'il n'aurait jamais pu conduire ses travaux, lents, laborieux et longtemps improductifs dans le monde universitaire d'aujourd'hui…

Le 25 février, donc, le professeur Raoult publie une vidéo retentissante sur YouTube pour affirmer : « Coronavirus, fin de partie ![35] » La raison de son enthousiasme ? La publication d'un essai clinique chinois sur la prescription de chloroquine, montrant une suppression du portage viral en quelques jours sur des patients infectés au SARS-CoV-2. Des études ayant déjà montré l'efficacité de cette molécule contre le virus en laboratoire (*in vitro*). L'étude chinoise confirme cette efficacité sur un groupe de patients atteints (*in vivo*). Suite à cet essai, la prescription de chloroquine a été incorporée aux recommandations de traitement du coronavirus en Chine et en Corée du Sud, les deux pays qui sont le mieux parvenus à juguler l'épidémie…

---

34. expertscape.com/ex/communicable+diseases

35. https://www.mediterranee-infection.com/coronavirus-vers-une-sortie-de-crise/

La chloroquine est une molécule mise sur le marché en 1949, largement utilisée comme antipaludique. Tous les voyageurs des pays tropicaux se souviennent des comprimés de Nivaquine (un de ses noms commerciaux) qui leur étaient prescrits à titre préventif contre la malaria. L'hydroxychloroquine (commercialisée sous le nom de Plaquénil) a, quant à elle, été préparée en 1955.

Didier Raoult avait déjà eu l'idée géniale de l'essayer contre des bactéries intracellulaires (qui pénètrent les cellules comme les virus), en particulier *Rickettsia*, la bactérie découverte par le professeur. L'IHU de Marseille dispose donc d'une expérience clinique et pharmacologique sans équivalent quant à l'usage de cette molécule. La chloroquine a également démontré une efficacité thérapeutique relative contre la plupart des coronavirus[36], dont le SRAS de sinistre mémoire[37]. L'infectiologue marseillais voit donc dans l'essai clinique chinois la probable confirmation que la chloroquine est aussi indiquée contre le Covid-19. Mais sa déclaration publique est accueillie avec scepticisme et même hostilité par la communauté scientifique. Les journalistes du *Monde* qualifient sa communication de *fake news*, accusation reprise sur le site du ministère de la Santé pendant quelques heures avant d'être retirée.

Le Pr Raoult a obtenu cependant l'autorisation de conduire un essai clinique sur vingt-quatre patients dans son service et sera appelé à faire partie du comité pluridisciplinaire de

36. Al-Bari M. A. A., « *Targeting endosomal acidification by chloroquine analogs as a promising strategy for the treatment of emerging viral diseases* », *Pharmacology Research & Perspectives*, vol. 5, n° 1, janvier 2017.

37. Vincent M. J., Nichol S. T., *et al.*, « *Chloroquine is a potent inhibitor of SARS coronavirus infection and spread* », *Virology Journal*, vol. 2, août 2005.

onze experts formé en mars par l'exécutif français afin « d'éclairer la décision publique dans la gestion de la situation sanitaire liée au coronavirus[38] ». Raoult racontera plus tard qu'Emmanuel Macron est venu le chercher après sa première annonce publique du 26 février et se confiera aussi sur l'étrange expérience qui a été la sienne dans le cercle d'experts qui conseille le martial président. À la question posée par un journaliste de *Marianne* : « Y êtes-vous entendu ? », il répondra : « J'y dis ce que je pense, mais ce n'est pas traduit en acte. On appelle cela des conseils scientifiques, mais ils sont politiques. J'y suis comme un extraterrestre. »

UN ESSAI CLINIQUE RÉALISÉ DANS L'URGENCE

Face à des substances prometteuses, la prudence est requise avant que la recherche confirme ou non une hypothèse. La science n'est ni divination ni magie, elle repose sur l'observation, les tests, puis le cas échéant la validation. Les résultats, tombés le 16 mars, ont confirmé l'obtention d'effets thérapeutiques spectaculaires39. La méthodologie est celle d'un essai clinique réalisé dans l'urgence , l'IHU de Marseille ayant pu comparer la négativation du portage viral chez les patients qui ont suivi le protocole avec des patients d'Avignon et de Nice n'ayant pas reçu le traitement. « Ceux qui n'ont pas reçu le Plaquénil sont encore porteurs à 90 % du virus

38. https://www.lemonde.fr/sciences/article/2020/03/26/qui-compose-le-conseil-scientifique-covid-19-cree-pour-aider-le-gouvernement-face-a-la-crise_6034505_1650684.html

39. « Coronavirus : diagnostiquons et traitons ! Premiers résultats pour la chloroquine », chaîne YouTube *IHU Méditerranée-Infection*, 16 mars 2020.

au bout de six jours, tandis qu'ils sont 25 % à être positifs pour ceux qui ont reçu le traitement », explique le professeur Raoult, qui conseille (comme d'autres) depuis longtemps de veiller à donner un antibiotique dans les infections virales respiratoires parce qu'elles se compliquent surtout de pneumopathies, en l'occurrence l'azithromycine. Un médicament efficace non seulement contre les bactéries, mais aussi contre un grand nombre de virus, ce qui n'est pas habituel pour un antibiotique. « Quand on compare le pourcentage de positifs avec l'association hydroxychloroquine et azithromycine, on a une diminution absolument spectaculaire du nombre de positifs », ajoute-t-il. Le professeur Raoult préconise de détecter les malades sans attendre que leur cas s'aggrave pour mieux les traiter.

Une étude publiée dans la revue *The Lancet* le 11 mars avait entre-temps révélé une donnée nouvelle mais essentielle : le temps de portage viral s'avère bien supérieur à ce que l'on croyait, soit 20 jours en moyenne et un possible maximum de 40 jours[40]. Avec l'association hydroxychloroquine + azithromycine, cette période était selon le Pr Raoult réduite à 4-6 jours.

Voilà soudain l'espoir de traiter les cas critiques, et de rendre une personne infectée non contagieuse plus rapidement. Ce qui ouvre d'heureuses perspectives pour prévenir la propagation du virus. Je m'empresse donc d'écrire que « c'est bien sûr la meilleure nouvelle que l'on pouvait attendre ».

---

40. Zhou F., Cao B., *et al.*, « *Clinical course and risk factors for mortality of adult inpatients with COVID-19 in Wuhan, China : a retrospective cohort study* », *The Lancet*, vol. 398, n° 10229, mars 2020, p. 1054-1062.

Mais au lieu de l'accueillir avec joie, les autorités et les scientifiques rivalisent de critiques. Ils concentrent leurs attaques sur le fait qu'on ne peut tirer de conclusions définitives sur la base d'essais cliniques. Ni les études chinoises ni l'essai clinique marseillais n'ont valeur de preuve selon les critères de la recherche scientifique. Une réplication des résultats par d'autres équipes est requise, sans même parler d'une étude randomisée en double aveugle, le *top of the pops* des méthodologies de recherche.

Ce qui est tout à fait juste dans l'absolu, mais s'applique mal au cas présent. J'écris alors que cet intégrisme procédural me paraît éthiquement indéfendable dès lors que l'on a affaire à l'un des médicaments les mieux connus et les mieux maîtrisés, qui a déjà démontré son efficacité sur d'autres coronavirus, laquelle a été confirmée sur le Covid-19 par deux essais cliniques, et alors que des vies sont en jeu !

Dans la presse nationale, l'insistance est mise, lourdement, sur le risque du surdosage avec la chloroquine, effectivement toxique au-delà de 2 gr/jour*. Pourtant les Chinois ont privilégié des doses de 2 x 500 mg/jour pendant leur essai. Alors que Raoult et son équipe, trouvant ce dosage excessif, ont préféré opter pour l'hydroxychloroquine (mieux tolérée) à une posologie de 600mg/jour. On est donc en dessous des seuils quotidiens.

Aussi invoquée, sa prétendue toxicité. L'argument est fallacieux. Cela reviendrait à dire – par exemple – que puisque le Dafalgan peut se révéler toxique s'il est mal utilisé, il ne

* Du moins en l'absence de comorbidité somatique, c'est à dire de troubles associés à une maladie.

faudrait pas l'utiliser pour traiter les maux de tête ! On parle encore des risques liés à une utilisation prolongée (au-delà d'une année d'utilisation quotidienne), là où le traitement proposé dure en moyenne 7 jours. L'IHU dispose de surcroît de l'expérience de prescriptions exceptionnelles au long cours (jusqu'à deux ans !) dans le cadre du traitement de certaines bactéries intracellulaires.

NAÏVETÉ ?

Je ne me souviens pas de mon état après avoir achevé ce texte au petit matin. En fait, je me trouvais dans la position compliquée de quelqu'un qui comprend qu'une situation est différente de ce qu'on en dit, et que ce décalage entre la réalité et les discours risque de produire des conséquences dommageables, et qui donc est porté par le besoin d'essayer de faire connaître des éléments occultés ou manquants. Parfois, l'urgence d'agir est telle qu'elle nous fait oublier nos limites ou le fait d'être malade.

Même si nous réécrivons sans cesse les souvenirs de ce que nous avons vécu, j'étais à ce moment-là probablement convaincu qu'il allait être possible, d'une manière ou d'une autre, de convaincre de bonne foi les décideurs de revoir leurs choix. Posture évidemment naïve, comme la réalité allait me le montrer avec opiniâtreté au long des semaines.

J'étais pourtant en terrain connu.

Nous opposons beaucoup l'intelligence et la naïveté (celle de l'« imbécile heureux »), alors qu'il existe une forme d'intelligence propre et précieuse dans la naïveté. J'ai souvent souffert des conséquences de la mienne au cours de ma vie, notamment les quelques fois où je me suis retrouvé face à des individus sans scrupules et même dénués de tout sentiment de culpabilité, prêts à faire n'importe quoi pour en tirer profit.

Pourtant, je me dis *a posteriori* que cette naïveté dont j'ai fait preuve aura aussi été une force et une protection. Je dois à ma naïveté de ne jamais être devenu amer ou cynique. Je pense que notre espèce ne cesse d'accoucher d'elle-même, dans la douleur certes, mais que cet interminable enfantement a pour inlassable vocation de faire naître une humanité digne de ce nom. La naïveté est aussi une des qualités que j'apprécie le plus chez les autres, justement parce que pour sortir de l'ornière dans laquelle nous sommes collectivement embourbés, nous avons besoin de bienveillance et d'innocence en lieu et place du machiavélisme et de compétition à outrance qui prévalent. L'immense biologiste et généticien Albert Jacquard a souligné à quel point notre système scolaire et politique favorisait la mise en valeur des personnalités les plus dangereuses.

Après avoir publié ces articles, j'ai eu le sentiment d'avoir fait ma part des choses, pour aider à une meilleure compréhension de la nature et du périmètre du problème, à la manière du colibri. Bien des lecteurs, j'imagine, sont familiers avec la légende du colibri citée par le philosophe et agronome Pierre Rabhi, qui inspira le titre d'un de ses livres et qui déboucha même sur un mouvement citoyen, les Colibris.

Un jour, dit la légende, il y eut un immense feu de forêt. Tous les animaux terrifiés, atterrés, observaient impuissants le désastre. Seul le petit colibri s'activait, allant chercher quelques gouttes avec son bec pour les jeter sur le feu. Après un moment, le tatou, agacé par cette agitation dérisoire, lui dit : « Colibri ! Tu n'es pas fou ? Ce n'est pas avec ces gouttes d'eau que tu vas éteindre le feu ! » Et le colibri lui répondit : « Je le sais, mais je fais ma part. »

Ayant accompagné des centaines de personnes dans l'exploration de leur arbre généalogique et ayant étudié le mien, je sais les circonstances historiques, générales et locales, dramatiques qu'ont parfois eues à traverser nos ascendants. La vie n'épargne personne, et même si une existence peut paraître additionner facilités et grâces, nous pouvons tous affronter des épreuves qui, parfois, nous conduisent à l'extrêmité de nos forces et de notre résilience. Cela a rendu plus cruciale à mes yeux l'importance, comme le petit colibri, de faire ma part.

Mes grands-parents français du côté de ma mère ont connu l'exode, cinq enfants dans une voiture avec leurs parents, jetés sur les routes de France. Mon grand-père avait perdu une main dans des opérations de déminage lors de la Grande Guerre. Ma grand-mère, dont les parents avaient étouffé dans l'œuf la vocation de devenir institutrice (une femme de bonne famille ne travaille pas, voyons !) se retrouva à soigner les blessés de guerre. Les deux gardèrent un effroi de « l'Allemand » qui les fit se mettre en route rapidement après la débâcle. Ils errèrent à travers la France, en direction du sud-ouest. Une de mes tantes m'a relaté cette errance, la bonté de quelques familles paysannes qui les hébergèrent dans une grange et offrirent du pain pour calmer la faim des enfants. Une fois la famille établie près de Bergerac, mon grand-père s'engagea activement dans la Résistance, cachant des Juifs dans une pièce secrète de leur maison. Ma tante, alors âgée de 19 ans, m'a raconté comment elle accompagna, un jour, une jeune fugitive de trois ans sa cadette à la gare de Bergerac, franchissant les contrôles avec de faux-papiers. Découverte, elle aurait été instantanément déportée avec toute la famille. Mon grand-père et mon oncle participèrent activement au maquis de Bergerac, se relevant la nuit pour déminer les engins explosifs placés sur les chemins par les Allemands. Avec sa main valide, mon grand-père mettait sa vie dans la balance pour une cause qui lui paraissait juste en plus de l'amour et de la solidarité qui les unissait. Je n'ai jamais connu ce grand-père, décédé deux mois avant ma naissance. Mais j'ai parcouru à distance les lieux où il vécut, jusque dans cette maison de Dordogne où je me suis rendu avec mes propres enfants. Pour qu'ils sachent. Pour qu'ils puissent se rendre compte.

Mon grand-père et ma grand-mère ne libérèrent pas la France. Ils firent leur part de colibri à une époque où cela pouvait valoir la déportation et la mort. Après la guerre, ils ne retrouvèrent jamais la situation, assez bonne, qui avait été la leur. Ils vécurent laborieusement et en conçurent quelque dépit envers l'État français. Ce n'étaient ni des saints ni des héros. Juste des gens bien, des personnes honnêtes et courageuses, qui mirent leur vie dans la balance pour ne pas laisser la barbarie gagner.

COMMUNION DE VALEURS…

Bien des lecteurs de mon blog ont eu la bonté de me dire qu'ils me trouvaient courageux. Écrire ces billets n'avait bien sûr rien de comparable à la bravoure de mes grands-parents. Je faisais simplement ma part de colibri. Face à l'épidémie de Covid, mais surtout face à la psychose frappant comme une lame de fond nos sociétés bien plus fragiles et fébriles que nous le croyions.

Après le 18 mars, j'ai fait figurer sur mon blog, une petite sélection des messages reçus en deux jours que je reproduis en partie ici. Non pas pour le plaisir d'entendre chanter les louanges de mes billets. N'importe quel professionnel un peu rigoureux aurait pu tenir les analyses que j'ai partagées. Je n'ai bien sûr rien inventé, je ne fais que mon travail qui est de relier entre elles les données dont on dispose (*connect the dots*, comme on dit en anglais). Mais ces messages sont importants car ils illustrent l'immense besoin d'intelligibilité existant et alors en grande partie en souffrance chez beaucoup :

Bonjour Monsieur,

Bravo pour votre texte limpide et édifiant.

Un constat que nous partageons et essayons de faire entendre.

Si l'on peut aider à le faire mieux, dites-nous, nous sommes partants.

N.C., *Directrice, Institut du cerveau et de la moelle épinière* (ICM), *Paris*

Merci pour cette mise au point très claire et pertinente sur la situation face à cette épidémie.

Espérons que les politiques la liront et qu'elle leur ouvrira les yeux ! Bien cordialement

Dr J.F., *Médecin généraliste franco-suisse*

Un grand bravo pour vos synthèses claires, détaillées et étayées.

Biochimiste de formation et enseignant (parfois) l'épistémologie, je ne manque jamais d'attirer l'attention sur le fossé qui sépare la plupart des scientifiques de la démarche qu'ils prétendent (implicitement) pratiquer.

À l'évidence, vous vous situez dans un groupe plutôt minoritaire : soyez-en remercié.

J.F.

J'ai lu avec attention votre article qui décrit, point par point, les conclusions auxquelles j'arrivais avec effroi au fur et à mesure de cette crise sanitaire. En effet, entre autres réflexions, l'intérêt d'un confinement sans tester la population, comme si le virus disparaissait en quelques semaines, n'arrivait pas à obtenir mon adhésion.

Je précise qu'en tant que citoyenne obéissante je respecte scrupuleusement les règles mais cette situation me laisse un goût plus qu'amer…

N.N.

Je travaille dans un centre hospitalier et je suis effrayée des choix sociétaux qui sont faits en France depuis le début de cette crise.

Merci d'avoir apporté des données scientifiques qui confirment mes intuitions et de m'avoir permis de me sentir moins isolée… C'est le cas de le dire !

N.N.

Le champ scientifique de la salutogenèse – cette nouvelle approche prometteuse qui s'intéresse aux causes et aux conditions qui génèrent la santé et propose une médecine moins exclusivement focalisée sur la maladie – montre que ce dont nous avons le plus besoin pour faire face à des événements difficiles est :

- l'intelligibilité (chercher à comprendre et à donner sens à ce que nous vivons) ;

- la cohérence (nous situer face aux événements en lien avec nos valeurs fondamentales) ;
- le pouvoir d'agir, qui consiste à mettre en œuvre les moyens d'action dont nous disposons dans une situation, aussi limités soient-ils.

C'est ce que les travaux magistraux du sociologue Aaron Antonovsy et du neurologue Viktor Frankl avaient révélé, en cherchant à comprendre les ressorts intérieurs mobilisés par les déportés qui étaient parvenus à survivre aux camps de la mort nazis. Contrairement à ce que l'on aurait pu croire, ce n'étaient en effet pas les gens *solides*, *forts* qui avaient le mieux survécu, mais des personnes, même malingres ou en mauvaise santé, qui disposaient de cette capacité d'intériorité et d'élaboration psychique. Dans les situations de crise, il n'y a que deux attitudes anthropologiquement possibles : l'une est de chercher des *Hommes forts*, des *sauveurs* qui vont nous dire que faire et réprimer tous ceux qui s'opposent à leurs vues. L'autre chemin, est de construire, forcément ensemble, une aptitude à penser la complexité en cohérence avec nos valeurs. Celle-là qui nous fait tant défaut depuis tant d'années…

… ET ANATHÈME

Après la communion de valeurs avec mes lecteurs, il me fallait aussi goûter au brouet amer de l'agressivité et du dénigrement. J'ai redécouvert en cette occasion quelque chose que je n'avais plus connu depuis longtemps : l'anathème.

En fait, et cela m'a été très vite reproché, j'ai eu le tort de m'intéresser en tant qu'anthropologue aux pratiques alternatives de santé. Sur les réseaux sociaux, de fins esprits ont commencé à me mettre en cause en brandissant des travaux de recherche que j'ai menés sur les pratiques de guérison traditionnelles aux Philippines[41]. Dont j'ai eu l'honneur de présenter les conclusions devant différentes facultés de médecine, le département d'anthropologie de l'université de Lausanne ou encore le musée d'Ethnographie de Genève, ayant réalisé de surcroît un film documentaire (*Les guérisseurs de la foi*) présenté dans différents festivals. Pour « aggraver » mon cas, la blogosphère a ressorti le livre que j'avais écrit : *Chamans, guérisseurs, médiums. Les différentes voies de la guérison*[42], qui propose une approche scientifique des pratiques non scientifiques de santé. Le chamanisme est un sujet aussi fondamental en anthropologie que la géométrie euclidienne en mathématiques et sur lequel on ne peut faire l'impasse – sauf à devoir déconsidérer la grande lignée de savants illustres à l'origine de ma discipline tels que Franz Boas, Margaret Mead, Marcel Mauss et, au premier rang, Claude Lévi-Strauss, ainsi que l'ensemble des anthropologues de la santé dont les meilleurs d'entre nous (dont je ne fais pas partie).

Si, comme je l'ai fait lors d'un long travail de recherche aux Philippines, j'apprends les pratiques de transe des guérisseurs locaux, je ne vais pas chercher à démontrer si les entités qu'ils contactent existent ou non, ni quels seraient

41. Le lecteur intéressé pourra se référer au numéro 2011 de l'excellente revue *Arts & Cultures* (publiée par le Musée Barbier-Mueller, plus grand donateur des collections du Musée du Quai Branly à Paris, dans laquelle j'ai publiée un article décrivant cette recherche de terrain ethnographique).

42. Michel J.-D., *Chamans, guérisseurs, médiums : les différentes voies de la guérison*, Paris, Pocket, 2015.

les arguments en faveur ou en défaveur de cette opinion ! Notre méthodologie de recherche a pour fondement l'observation participante : je m'immerge dans un univers étranger au mien autant que ma réalité d'occidental me le permet et j'y vis des expériences dont j'essaie de tirer un sens à la lumière de mes connaissances disciplinaires et des éclairages que proposent différentes sources. Il ne s'agit bien entendu pas d'adhérer aux croyances ou aux discours de ceux dont j'étudie les pratiques, mais de suspendre, sans le désactiver, mon jugement pour garder l'esprit le plus ouvert possible, le temps que puissent émerger des conclusions pertinentes. Une démarche, certes, radicalement autre de celle promue par la pensée habituelle, académique ou journalistique. Laquelle estime qu'en faisant s'affronter sur un sujet, des interlocuteurs aux vues radicalement différentes, on peut faire émerger de la compréhension.

De cette décennie et demie passée à étudier les innombrables pratiques de santé, y compris celles qui trouvent leur fondement ailleurs que dans le paradigme matérialiste et scientifique, je garde deux expériences concrètes : celle de m'être formé à différentes pratiques thérapeutiques, occidentales ou non ; et d'avoir appris à répondre aux objections (et même aux accusations) en justifiant ce parti-pris d'expérimentation et d'immersion propre à la démarche anthropologique. La logique en la matière est assez imparable et m'a permis de « *Sting like a bee, dance like a butterfly*[*] », comme disait Muhammad Ali.

---

* Piquer comme l'abeille, danser comme le papillon.

L'EFFET PLACEBO

Dès lors que vous reconnaissez l'effet placebo, l'un des meilleurs médicaments au monde puisqu'il guérit de 20 % à 80 % des maladies selon leur nature et leur gravité, il va de soi que chaque pratique de santé, y compris la biomédecine – terme par lequel on désigne la médecine « scientifique » –, doit au moins une partie de son efficacité à ce processus psychique actif du patient.

On a longtemps cru que le placebo était une « thérapie du croire », ce qu'il est en partie mais sans qu'on gagne à le réduire à cela. Le Pr Kapchuk, à la faculté de médecine de Harvard, a par exemple montré qu'un placebo était encore efficace, même s'il était présenté en tant que tel à des patients ! En d'autres termes, si vous donnez un placebo à un malade en lui disant en substance : « Voilà, je ne vais pas vous faire croire des choses qui ne sont pas vraies ; les pilules que je vous suggère de prendre sont un placebo et ne contiennent aucune substance pharmacologiquement active. Par contre, on sait que le placebo est souvent efficace, donc j'ai pensé que cela vaut la peine de prendre ces pilules qui pourraient peut-être vous aider à aller mieux. » Kapchuk et son équipe ont observé des améliorations significatives entre le onzième et le vingt-et-unième jour sur un groupe de personnes souffrant de colopathie.

Posons-nous la question : qu'est-ce qui soigne dans ce cas-là ? Évidemment pas la croyance puisque le patient ne s'imagine pas à tort prendre une substance médicalement active. Alors ?

Le phénomène est probablement complexe et multifactoriel, mais l'élément saillant pour moi pourrait être celui de la sollicitude combinée à la force symbolique du dispositif médical : en recommandant le placebo, le médecin exprime en effet sa bienveillance pour son patient. Les Anglais disposent d'un joli mot pour l'exprimer : « *care* ». *To care*, veut à la fois dire « se soucier de quelqu'un (ou de quelque chose) », et « prendre soin de ». En donnant son placebo, le médecin montre et démontre que le bien du patient lui tient à cœur, même en l'absence de tout traitement utile à lui proposer.

C'est pourquoi l'anthropologue britannique Daniel Moerman suggère de remplacer le concept contradictoire de placebo (« effet d'une substance qui n'a pas d'effet ») par celui d'*effet de sens*, soit le sens affectif, cognitif et/ou existentiel que prend un traitement ou une intervention thérapeutique pour celui qui les reçoit[43].

Notre maître à tous, Claude Lévi-Strauss, avait quant à lui forgé le génial concept d'« efficacité symbolique ». En étudiant les pratiques de guérison de différentes tribus d'Amazonie, il avait identifié qu'ils constituaient des « dispositifs totaux[44] », des rituels mobilisant dans un même temps le psychisme et le corps, le sensible et l'imaginaire, le singulier et le groupe, le geste et le verbal, avec une inévitable efficacité. Non pas toute-puissante. Non pas magique. Mais résultant de la densité et de la pertinence symbolique du rituel. Et apte à avoir un effet réel, petit ou grand, sur la santé des gens.

---

43. Moerman D. E., *Meaning, Medicine and the 'Placebo Effect'*, Cambridge, Cambridge University Press, 2002.

44. Eliade M., *Le sacré et le profane*, traduction de l'allemand de *Das Heilige und das Profane*, Paris, Gallimard, coll. « Idées », 1965 ; rééd. « Folio essais », 1987.

Toute pratique de soins, même la plus farfelue, est ainsi susceptible, au moins dans certaines situations et à certaines conditions, de se montrer utile. J'ai par exemple découvert, parmi les centaines de celles que j'ai étudiées, une thérapie par le massage des doigts de pied, qui peut se révéler utile, tout comme peut l'être la thérapie par le bac à sable, le chant choral thérapeutique, la psychomagie… ou même la biomédecine (je plaisante).

Cette dernière, la médecine « conventionnelle », est, de notre point de vue, une pratique parmi d'innombrables autres. Avec certes un pouvoir d'agir et un périmètre d'autorité sans équivalents. Elle possède aussi, comme les autres, une efficacité symbolique liée à ses signes, à ses symboles et à ses rites. Avec toutefois cette distinction – nous y reviendrons – qu'elle s'inscrit dans une démarche se voulant scientifique.

Mais la science est aussi devenue une sorte de nouvelle religion. À mesure que se sont effacées dans notre société les références religieuses, le vide ainsi créé a été réinvesti par des religieux de la science.

Tout comme hier une publication ou un acte de la vie quotidienne devait être conforme aux prescriptions de l'Église, aujourd'hui, la recherche, les publications et les actes médicaux doivent être en conformité avec le savoir scientifique.

Ce qui est très convaincant. Sur le papier. Dans la réalité, comme souvent, il en va différemment.

Préoccupé, je publie le 24 mars un article délimitant les contours respectifs de la vraie science et de cette religion scientiste qui en usurpe l'identité et en dévoie le sens, intitulé « Comment la mauvaise science est devenue une religion ».

4
LA MÉDECINE N'EST PAS UNE SCIENCE

Le principal reproche fait à l'IHU Méditerranée Infection, qui a mis au point le traitement combiné hydroxychloroquine + azithromycine, est de ne pas respecter les méthodologies de recherche de ce que l'on appelle *evidence-based medicine* (EBM), « la médecine fondée sur des faits, des preuves tangibles ».

Comme toute méthode (terme dérivé d'un mot grec signifiant « chemin »), l'EBM a ses qualités, ses limites et ses domaines d'indication. Et si elle est devenue l'idéologie dominante en matière de recherche médicale, elle souffre cependant d'un certain nombre de limitations.

D'abord et surtout, l'EBM a été développée pour les maladies complexes, chroniques, pour l'essentiel non infectieuses. Ses méthodologies de recherche visent donc à objectiver certains traitements ou interventions thérapeutiques à large échelle, dans des situations où il est difficile d'en prouver l'efficacité - ce qui justifie le recours à des statistiques souvent pointues.

Or, dans le domaine des maladies transmissibles, l'épistémologie de la recherche est beaucoup plus simple, fondée sur une démarche empirique : soit un remède est efficace, soit il ne l'est pas. S'il l'est ne serait-ce que sur trois puis trente premiers malades, alors il le sera (avec sans doute quelques exceptions statistiquement infimes) également sur les trois mille suivants. Dès lors qu'un remède fonctionne contre l'agent pathogène, eh bien il n'est pas besoin d'aller chercher plus loin ! Même le très redouté rétrovirus du sida, qui aura causé la mort de 25 à 35 millions de personnes à travers le monde, a été vaincu par une simple combinaison de remèdes. Les plus anciens s'en souviendront : on a cherché un traitement en vain pendant des années, alors que les personnes infectées mouraient les unes après les autres. Puis, en 1996, c'est le miracle : l'ère des trithérapies s'ouvre. Le traitement, alors assez lourd, est ensuite allégé jusqu'à atteindre un bon niveau de confort pour les personnes sous prescription. Les découvreurs des trithérapies n'ont pas eu, à ma connaissance, à essuyer un tir de barrage semblable à celui qu'essuie Méditerranée Infection, ceci alors que la méthodologie de recherche est la même dans les deux cas.

La critique portant ici sur le fait que ce n'est pas de l'*evidence-based*.

En effet, il s'agit simplement de médecine.

LE PROFESSEUR OULTRA ET LA PESTE

Nous sommes avec le cas de la chloroquine et du professeur Didier Raoult, un peu dans la situation suivante : imaginez qu'il existe dans le nord de la France un centre de compétences qui se trouve être le meilleur d'Europe dans son domaine, dirigé par une sommité mondiale – un des meilleurs connaisseurs en particulier des bacilles de la peste. Le traitement contre la peste, rappelons-le, ne fut élaboré qu'à partir de la fin du XIXe siècle, après la découverte du fameux bacille par Alexandre Yersin, un médecin, bactériologiste et explorateur franco-suisse (à l'époque un médecin pouvait être cela plutôt qu'un méthodologue ou un mathématicien).

Imaginez encore qu'une nouvelle sorte de bacille de la peste vienne d'apparaître en Asie, menaçant de déclencher une nouvelle épidémie mondiale.

Le Pr Oultra, annonce haut et fort sa conviction qu'un vieil antibiotique devrait parfaitement faire l'affaire face au nouveau bacille : des essais réalisés une décennie plus tôt avient montré une efficacité *in vitro* sur des bactéries de la même famille. De nouvelles études provenant de Chine confirment déjà de manière convaincante que la prescription de ce remède pour ce nouveau bacille produit d'excellents résultats. D'autres pays ayant déjà pour leur part incorporé cet antibiotique dans leurs *recommandations de traitement, avec des résultats probants*.

Le Pr Oultra démarre donc aussi rapidement que possible un essai clinique dans son grand centre Nord-Infection qui confirma rapidement l'*evidence* : l'infection se trouve soignée en 6 jours dans 80 % des cas, et presque 100 % à 10 jours. Champagne ! Bye-bye la nouvelle peste ! Fin de partie assurée, Dieu merci !

Au lieu de susciter le soulagement – ou en tout cas l'intérêt – qui serait naturel, Oultra se voit vilipendé par des cohortes de pairs qui lui reprochent de ne pas avoir utilisé les méthodologies de l'*evidence-based medicine*. Méthodologies qui, on le répète, ne sont absolument pas faites pour cela – et qui n'offrent aucun avantage par rapport à la démarche empirique, fondée sur l'observation ou la méthode observationnelle.

Oultra essaie bien de montrer qu'on ne meurt presque plus du nouveau bacille à Nord-Infection. Son traitement est rapidement considéré comme le plus indiqué par une majorité de médecins à travers le monde, mais rien n'y fait : les autorités entravent avec acharnement sa prescription. Tout ceci pendant que les gens meurent. Et que les méthodologues continuent de réclamer le sacrifice de victimes pour la science en voulant randomiser en double aveugle des patients atteints de formes graves du Covid.

LA MÉDECINE N'EST PAS PLUS UNE RELIGION

La médecine n'est pas une science, même si tout le monde feint aujourd'hui de l'ignorer, et ce, pour une simple raison : elle ne peut pas l'être. C'est une question épistémologique complexe qui demanderait à être longuement développée, mais pour aller à l'essentiel, la médecine ne dispose pas des caractéristiques propres aux disciplines scientifiques puisque ses cadres de références sont d'autres sciences, telles que la biologie, la physique et la chimie, mais aussi la psychologie, la sociologie, l'anthropologie ou encore l'étude des processus de la conscience, et de pensées que l'on appelle noologie. Et avec cet irréductible écueil que ses réalités cliniques ne peuvent être entièrement réduites à des paramètres ou des variables quantifiables.

Les méthodologies de l'*evidence-based medicine* ont fait rêver une génération de médecins qui espéraient s'émanciper de l'empirisme pour élever la médecine au rang de science exacte. Mais le propre de la démarche scientifique (hypothético-déductive) est le réductionnisme. Pour détecter une hypothétique particule dans un accélérateur, ça fonctionne très bien ; pour appréhender le vivant dans sa complexité, c'est beaucoup moins efficace. Un être humain ne se résume pas à une simple liste de variables biologiques – et c'est pourtant la seule chose que certains médecins savent envisager aujourd'hui. Qu'une variable biologique puisse donner une information utile sur une situation clinique, bien sûr, mais la médecine, fondamentalement, est avant tout une *praxis*, soit à la fois un art et une science[1]. L'EBM peut venir en soutien et assurément apporter des informations pertinentes, mais non se substituer à la complexité de la clinique.

C'est donc à la lumière de mes compréhensions épistémologiques d'anthropologue que les controverses autour de l'efficacité de l'hydroxychloroquine vantée par le Pr Raoult et les attaques virulentes subies par les équipes de l'Institut hospitalier Méditerranée Infection me semblaient poser d'innombrables problèmes.

Le dimanche 22 mars, l'IHU passait en force en invoquant le serment d'Hippocrate, choisissant ainsi de faire bénéficier leurs patients du traitement testé à l'IHU de Marseille. Le lendemain, le ministre de la Santé annonçait à tous les médecins de ville son opposition à l'usage dudit traitement, réservé aux hôpitaux

1. Folscheid D., « La médecine comme praxis : un impératif éthique fondamental », *Laval théologique et philosophique*, vol. 52, n° 2, juin 1996, p. 499-509 ; Panda S. C., « *Medicine : Science or Art ?* », *Mens Sana Monographs*, vol. 4, n° 1, 2006, p. 127-138.

et aux cas désespérés, à l'inverse du protocole fondé sur l'action en amont recommandé par Didier Raoult. Lequel par ses déclarations abruptes (« rien à fiche » de l'avis de ses collègues ou du ministère) commençait à agacer et à s'aliéner jusqu'à ses quelques soutiens. En face, on exigeait le besoin de certitudes scientifiques (malgré l'oxymore que représente cette expression) avant d'autoriser les généralistes à prescrire l'hydroxychloroquine, toujours réservée à la prescription en milieu hospitalier, en France comme en Suisse. Avant de s'engager dans la course pour la mairie de Paris, quand elle était encore ministre de la Santé, Agnès Buzyn a classé en urgence l'hydroxychloroquine au tableau des « substances vénéneuses ». Je comprends son souci face au risque d'automédication sauvage à large échelle de cette molécule. Toutefois, je pense que ce type de décision illustre un grand mépris pour les médecins généralistes.

Dans le même temps, la prescription de premier recours d'hydroxychloroquine à toutes les personnes infectées devient la norme sanitaire dans le Latium, des pays comme le Maroc ou le Sénégal l'adoptent, les hôpitaux suisses et français la proposent massivement, des expériences prometteuses se multiplient à travers le monde…

Car, une fois encore, le Covid fait ressortir un dysfonctionnement de nos systèmes de santé. Ce dont il question ici, c'est bien de la souveraineté décisionnelle des soignants, en particulier des médecins de ville. Cette très mauvaise politique sanitaire suscite bien entendu de virulentes contestations, notamment de la part de différentes associations de médecins. Le 7 avril, le médecin généraliste normand Jacques Battistoni, président du syndicat MG France, et ses confrères parisiens Philippe Houdart et Denis Lemasson déplorent, dans une tribune publiée dans *Le monde*, la quasi-mise à l'écart de leur profession dans la lutte contre le Covid-19[2].

Les médecins hospitaliers ont été, pendant cette crise, des acteurs de première ligne, ils se sont comportés, sur le front, de manière remarquable. Ils ont au sens propre « poussé les murs de l'hôpital », réussissant à développer l'offre de soins intensifs contre toute attente. La seule chose qui ait bien fonctionné dans notre réponse à l'épidémie aura été le développement des capacités hospitalières en soins intensifs et la qualité des soins qui y ont été prodigués. Franchement, ce fut une très belle réussite, même si elle s'est faite au prix de l'épuisement du personnel soignant. Mais leurs collègues généralistes sont essentiels en santé publique.

Le 30 mars je lance donc un appel sur mon blog : « Laissons les médecins généralistes prescrire l'hydroxychloroquine ! » Et je pose la question : « Face aux abus de l'État, la justice sera-t-elle la voie de recours utile ? » En Guadeloupe, un tribunal vient en effet de donner raison à des soignants contre l'État français, obligeant l'agence régionale de santé et le CHU local, à acheter un nombre important de tests de dépistage et de traitements à base d'hydroxychloroquine ! Décision qui sera hélas invalidée plus tard, à la suite d'un recours de l'État. En métropole, des collectifs de soignants ont saisi le Conseil d'État pour contraindre le gouvernement à rendre disponibles les moyens de protection et de soins nécessaires[3].

---

2. Battistoni J., Houdart P., et Lemasson D., « Coronavirus : « Y a-t-il un pilote face à cette épidémie ? » », *Le monde*, 7 avril 2020.

3. Milliet G., « Coronavirus : de nombreux généralistes réclament le traitement du professeur Raoult pour soigner leurs patients », France3-regions.francetvinfo.fr, 27 mars 2020.

Quand les patients et leurs soignants doivent lutter contre l'État et leurs propres autorités sanitaires, c'est que quelque chose ne tourne vraiment pas rond…

CE QUE LA POLÉMIQUE SUR LA CHLOROQUINE A RÉVÉLÉ

Si je me suis passionné pour la polémique autour de l'hydroxychloroquine, c'est parce que la démarche du Pr Raoult était pleinement empirique, et donc médicale aux sens réel et noble du terme. Je dois rappeler ici qu'un anthropologue est par définition – ou plutôt qu'il doit être par respect en la déontologie de notre discipline – un agnostique.

Si par exemple nous étudions une ethnie qui, dans sa conception du monde, affirme que notre monde repose en réalité sur la carapace d'une grande et invisible tortue cosmique flottant dans l'océan du rêve primordial, il serait déplacé de chercher à les éduquer en leur expliquant que la Terre est en fait une planète périphérique dans une galaxie issue comme toutes les autres du Big-Bang. Notre civilisation a été tellement violente et abusive dans sa propension à imposer, par la conviction ou la force, ses idées, ses codes de comportements, ses idéologies et religions que nous, anthropologues, veillons de notre mieux à nous abstenir de toute contre-attitude de cet ordre. Nous nous intéressons inconditionnellement aux récits et à la vision du monde de chaque culture que nous étudions, sans violenter celle-ci par nos propres croyances.

Nous n'avons besoin ni d'adhérer aux croyances de l'autre ni de chercher à les disqualifier. Ce qui ne nous empêche pas au contraire d'être souvent interrogés sur les croyances de notre propre société. J'ai souvenir de la réaction d'un enseignant taoïste réagissant à la théorie du Big-Bang qui lui semblait logique comme représentation, étant donné, disait-il, l'obsession des Occidentaux pour la sexualité. Que nos scientifiques imaginent que tout ait commencé par une grande éjaculation cosmique lui semblait refléter beaucoup plus notre psychisme qu'une vérité supérieure pour expliquer l'origine du monde – titre d'un tableau célèbre du reste !

Ma conviction personnelle ? Je crois bien sûr que notre monde est une planète plutôt qu'une vaste carapace de tortue. Mais si j'étais né et avais grandi au sein de cette ethnie, je croirais naturellement à leur vision.

Il en est de même pour les pratiques de soins et même les remèdes ! N'étant ni infectiologue ni pharmacologue, je n'ai pas à me prononcer sur l'hydroxychloroquine. Mon travail par contre est d'observer et de décoder les discours que tiennent les uns et les autres, avec la liberté individuelle – comme tout un chacun – de me forger une opinion. Ce que j'ai entendu, vu et observé de ce qui se déchaînait autour des propositions du Pr Raoult m'a passionné mais aussi consterné, vous allez comprendre pourquoi.

Avant cela, je n'esquiverai pas la question : « Alors, est-ce que je *croyais*, à ce moment-là, en mon for intérieur, à l'utilité de l'hydroxychloroquine contre le Covid ? » A *priori*, plutôt oui. Parce que les éléments apportés par l'IHU de Marseille mais aussi d'autres équipes et des publications à travers le monde m'avaient l'air plus convaincants que les objections énoncées, qui posent par ailleurs de vrais problèmes éthiques.

En outre, nous savons en anthropologie à quel point l'effet placebo peut être puissant. Certaines circonstances le renforcent considérablement, la nouveauté et l'attente. Ce qui expliquerait par exemple que les nouveaux médicaments mis sur le marché aient toujours une efficacité supérieure pendant les premiers mois, quand les patients et les soignants en attendent monts et merveilles. Tout en ayant de bonnes raisons de penser qu'il y a plus que du placebo dans l'hydroxychloroquine, la balance bénéfices/risques m'aurait paru favorable. Je ne savais pas encore que la question se poserait pour moi.

La révélation, toujours possible, de l'absence d'effets de l'hydroxychloroquine ne me consternerait pas plus qu'elle ne me ferait regretter d'avoir pris position pour la liberté de prescrire. D'aucuns m'ont accusé d'avoir fait du traitement mis au point à Marseille un cheval de bataille. Ils se trompent : mes seuls combats ont été ceux pour une science honnête, la liberté de prescrire des médecins et celle des patients de recevoir le traitement de leur choix donné par le médecin de leur choix. Garanties inconditionnellement – jusque-là – par le droit de la santé et la déontologie médicale. Je le dis sans orgueil : il est difficile de prendre un anthropologue aguerri en plein délit d'adhésion aveugle ou de fanatisme.

Aux idéologues de la « médecine scientifique », Didier Raoult a rappelé sèchement le paradigme authentique de l'infectiologie clinique. D'autres avant lui ont utilisé la chloroquine avec succès contre le paludisme et tous les anciens traitements ont été utilisés de cette façon, à commencer par le vaccin contre la rage mis au point par Louis Pasteur.

On a entendu toutes sortes de choses au sujet des « faiblesses méthodologiques » de son essai clinique, mais quelle valeur accorder à des critiques venant pour la plupart de sectateurs qui ferment les yeux sur les failles profondes des protocoles de recherche « en bonne et due forme » ?

J'apprécie évidemment les études bien faites et je comprends d'une certaine manière les critiques formelles adressées à ses essais cliniques. Mais nous nous retrouvions un peu dans l'histoire de cet homme qui laissa brûler sa maison quand on lui eut expliqué que la couleur réglementaire des extincteurs était le rouge, alors que le sien était hélas de couleur verte…

En période d'urgence, il convient d'agir vite et bien, ce que les pays « en développement » ont fait beaucoup mieux et plus intelligemment que nous, comme si nous avions perdu la compétence de nous mobiliser face à un danger. En cas d'urgence, on trouve toujours d'un côté ceux qui savent de quoi ils parlent et qui agissent, et de l'autre les ignorants, nombreux, qui compliquent les choses jusqu'à la paralysie, en trouvant que l'urgence est de ne rien faire, surtout si l'idée ne vient pas d'eux ou tant qu'il ne leur arrive rien ! L'expérience clinique du professeur Raoult et de ses équipes à Marseille-Infection aurait dû, quelle que fût l'issue de cette polémique, inciter à la prudence (à la pudeur ?) tous ceux qui n'ont pas d'expertise clinique comparable quant à l'emploi de l'hydroxychloroquine dans ses indications anti-infectieuses.

La posture – qui me paraît indéfendable – des responsables politiques français et des gardiens du temple « scientifique » a été de risquer de laisser mourir des malades pour ne pas prescrire une substance parce que l'on n'était pas « absolument certains » de son efficacité. Ce qui pose bien un problème éthique.

Contrairement à la morale, l'éthique consiste en un arbitrage entre des valeurs contradictoires qui s'opposent les unes aux autres. La démonstration empirique de la capacité d'une molécule à diminuer la charge virale et à produire une amélioration clinique (c'est le cas ici) est bien sûr un principe important. Mais comme l'est tout autant le principe d'innocuité : la chloroquine et l'hydroxychloroquine sont des substances prises par des centaines de millions de personnes depuis soixante-dix ans. Rappelons que, prescrite sous surveillance médicale (avec un électrocardiogramme à J0 et J2), la seconde est l'un des médicaments les plus sûrs qui soient. Les avis contraires exprimés en boucle sur les médias étaient d'ailleurs très peu étayés, et pour cause. À l'inverse, le risque d'aggravation du tableau clinique de personnes non traitées, en particulier celles appartenant à un groupe à risque, peut conduire à des conséquences potentiellement fatales. Dans ce contexte particulier, la position des autorités politiques et sanitaires françaises de temporiser pourrait relever de la non-assistance à personne en danger. Elle reflète en tous les cas la déliquescence des valeurs derrière un moralisme pseudoscientifique.

LES INTÉGRISTES

Depuis que j'explore les territoires de ma discipline, j'ai toujours observé la même réalité : les vrais scientifiques, quel que soit leur domaine, sont toujours des personnes vaillantes, ouvertes d'esprit, curieuses, déterminées et sachant au besoin s'affranchir des règles quand la situation l'exige. Dans le sillage de ces grandes personnalités viennent les suiveurs sans talent et sans humilité. C'est parmi eux que l'on trouve les « intégristes », ceux qui confondent science et religion, et injectent dans la pratique de la première, le même cléricalisme qui afflige depuis toujours la Curie romaine. Puis, en dessous, la masse des chercheurs de bonne volonté, invisibles, sous-payés, abondamment maltraités par les dynamiques malsaines de leurs institutions en France comme ailleurs.

Les anthropologues ont au moins cet avantage d'être (normalement) de robustes épistémologues. Il s'agit d'un de mes domaines de prédilection, ce qui me permet d'attendre mes contradicteurs de pied ferme. Nous sommes disciplinairement confrontés à la luxuriance débridée des systèmes de croyances au sein de notre espèce, avec de surcroît ce trait que chaque culture s'imagine (bien sûr) mieux penser et comprendre le monde que les autres.

En anthropologie, nous abordons donc chaque « vision du monde » (*Weltanschauung*) comme un système de croyances ayant sa propre logique, sa dynamique interne et la densité psychoaffective qui lui sont propres. Nonobstant que certaines croyances peuvent bien sûr dans certains domaines se révéler plus conformes au réel. Prescrire un antibiotique contre la peste paraît une croyance plus empiriquement efficace que transporter une statue en procession à travers les rues de la ville – démarche qui jouira pourtant d'une indéniable forme d'« efficacité symbolique » selon la jolie expression de Claude Lévi-Strauss ! Tout en me félicitant de la volonté exprimée de longue date par l'OMS de collaborer avec ce que l'on appelle les « tradipraticiens en santé » (terme désignant les guérisseurs opérant à partir des pratiques traditionnelles – et donc non scientifiques – de santé), j'ai abondamment exprimé comment l'accès à des soins biomédicaux était la principale priorité sanitaire dans les pays où les ressources en la matière étaient limitées. Sauf à considérer par exemple que la mortalité en couches de parturientes, encore dramatiquement élevée à travers le monde, nous soit indifférente. Pas d'arrogance dogmatique ou d'impérialisme d'une part, pas d'idéalisme bucolique de l'autre. La vraie éthique est souvent au fond très simple.

Chaque modèle de compréhension du monde se construit toujours à partir de trois pôles interagissant entre eux, chacun influençant inévitablement les deux autres :

- L'ontologie (qui je suis ou qui je crois être) ;
- La gnoséologie (ce que je sais ou que je crois savoir) ;
- L'épistémologie (comment je sais ce que je sais ou ce que je crois savoir).

Les contempteurs actuels du Pr Raoult et de ses équipes en font apparemment fi. De même que les hordes de gestionnaires formés par l'enseignement académique au « new public management » (NPM), qui sont persuadés de savoir quelle méthode appliquer. Or, en dépit de quelques éléments intéressants, le NPM risque de générer déstructuration et délitement, et même de devenir pathogène[4]. Ceux qui l'appliquent, l'imposent en effet le plus souvent sans en mesurer les effets toxiques, à défaut d'avoir le moyen de les penser, de les remettre en question et au besoin de s'en distancier. Cette robotisation des esprits et des comportements nécessite comme condition opérante que les acteurs de ces politiques soient ignorants des autres manières de faire et fermés à toute pensée divergente (ce qui va souvent ensemble).

---

4. Abord de Chatillon E., et Desmarais C., « Le Nouveau Management Public est-il pathogène ? », *Management international / International management / Gestion internacional*, vol. 16, n° 3, 2012, p. 10-24.

Les méthodologues que le monde académique produit depuis trente ans ne sont qu'une tribu parmi d'autres. Ils me rappellent les lacaniens des années 1970 qui se sentaient tous obligés de porter un manteau de fourrure et de fumer un cigare (torsadé de préférence) à l'image de leur maître, tout en tenant des discours abscons et souvent même délirants d'un air entendu…

Autre temps, autre mode, même suivisme : alors que l'EBM est fondamentalement contestée et contestable[5], elle a été convoquée pour empêcher les médecins d'user de leur droit inaliénable à prescrire les traitements qu'ils estiment en leur âme et conscience potentiellement utiles à leurs patients.

Adoptée avec l'espoir de pouvoir accéder à une médecine « scientifique », l'EBM n'a montré, en dépit de réelles qualités, *ni de réelle amélioration de la qualité de soins, ni d'économicité grâce à de meilleures indications de traitements* – tout en participant involontairement à la déshumanisation de la pratique médicale qui en constitue aujourd'hui le principal problème, tant il est vrai la qualité relationnelle entre soignant et soigné constitue la substance agissante de toute relation de

5. La référence majeure en matière de mauvaise science est Ben Goldacre, médecin et journaliste, actuellement chargé de recherche et d'enseignement au Centre for Evidence-Based Medicine de l'université d'Oxford. Il est l'auteur des deux best-sellers *Bad Science* et *Bad Pharma*, dont la lecture est aussi divertissante qu'instructive. Une autre référence très complète sur les manipulations des données scientifique dans le cadre des démarches « evidence-based » est le livre de Chris Chambers, *The Seven Deadly Sins of Psychology : A Manifesto for Reforming the Culture of Scientific Practice*, publié en 2017. Chambers y traite de la recherche en psychologie expérimentale, dont les méthodologies sont pour l'essentiel similaires (et largement inspirées) à celles de la recherche médicale !

soins[6]. Ce que le Pr Claude Bérard, grand serviteur de l'État en santé publique, a résumé en 2013 dans un livre intitulé *Trop de médecine, trop peu de soins. Un regard sans tabou sur la qualité des soins, la formation des médecins, l'utilité des traitements*[7].

Dr Nicole Delépine, pédiatre et oncologue, ancienne cheffe de service en cancérologie pédiatrique à l'Assistance publique-Hôpitaux de Paris et inlassable militante de la démocratie sanitaire, dénonce depuis longtemps un système de soins qui serait devenu maltraitant pour les patients comme pour les médecins[8]. Voici ce qu'elle indiquait dans un article paru en 2018, dans Alternative Santé : « Les patients atteints de cancer sont mon quotidien depuis les années 1980. Le drame, aujourd'hui, c'est que les patients n'ont plus la possibilité de faire un choix éclairé quant à leur traitement. Défendre le droit au choix thérapeutique pour nos enfants atteints de cancer, pour leurs parents en l'occurrence, c'est donner les meilleures chances de survie à long terme à ces enfants et ce en recourant à des traitements rodés et efficaces, quitte à passer ensuite à un essai thérapeutique. On ne peut plus procéder ainsi aujourd'hui, car la totalité des cancers de l'enfant se traitent dans le cadre de protocoles standardisés, au nom du « progrès ». Ce qui est faux, parce que non seulement, contrairement à ce qui se dit, il n'y a pas de progrès notable

6. Eveleigh R. M., Lucassen P., *et al.*, « *An overview of 19 instruments assessing the doctor-patient relationship : different models or concepts are used* », *Journal of Clinical Epidemiology*, vol. 65, n° 1, janvier 2012, p. 10-15.

7. Béraud C., *Trop de médecine, trop peu de soins*, Vergèze, Thierry Souccar éditions, 2013.

8. Delépine N., et Delépine G., *Médicaments anti-cancer peu efficaces, souvent toxiques et hors de prix*, Paris, Michalon, 2017.

dans le traitement des cancers de l'enfant, mais aussi parce que cette uniformisation des pratiques conduit de surcroît à utiliser des nouveaux traitements (« innovants »), peu efficaces et hors de prix. »

Elle expliquait également que le problème n'était pas limité au cancer, et que les médecins n'avaient plus le choix du meilleur traitement à donner en fonction des réelles données scientifiquement probantes.

Pour sortir de cette ornière scientiste, on parle aujourd'hui d'une « médecine fondée sur les valeurs[9] » (*values-based medicine*), remettant la relation, la communication et le sens au centre de la pratique médicale, pour le plus grand profit… des soignants comme des patients.

L'EBM a toutefois d'autres utilités que celle pour laquelle elle a été mise en place et massivement adoptée par le monde de la recherche médicale : elle fournit des possibilités inépuisables *de manipulation et de fraude*. Les compagnies pharmaceutiques en particulier en font grand usage (avec des dérives soigneusement documentées) pour faciliter différentes opérations lucratives en dépit de l'absence de réelles données probantes. Avec les maladies chroniques, l'industrie pharmaceutique a fourni par supertankers de faux résultats permettant de mettre sur le marché des produits coûteux, inutiles et souvent dangereux. Le tout enrobé d'un vernis de respectabilité scientifique qui fait encore hélas illusion.

L'EBM présente un dernier *avantage* : multiplier à l'envi les contre-études bidon pour « prouver » l'absence de lien entre

---

9. Bae J.-M., « *Value-based medicine : concepts and application* », *Epidemiol. Health*, vol. 37, 2015.

un problème de santé et sa cause. C'est évidemment l'industrie du tabac qui a ouvert le bal suive par d'autres comme l'agroalimentaire, l'industrie pétrolière et la pétrochimie (en particulier son secteur pesticides). Les fameux « Monsanto Papers », grâce auxquels la multinationale contestait de manière fallacieuse l'évidente toxicité de ses produits par des documents pseudoscientifiques en est un exemple récent.

La crise du Covid-19 n'a pas échappé pas à ces dérives[10]...

10. Deux « études » publiées dans le *New England Journal of Medecine* pour nier l'efficacité de l'hydroxychloroquine face au Covid sont des exemples-type d'une pratique fallacieuse. Les étudier de près pour repérer des biais est fort instructif : https://www.medrxiv.org/content/10.1101/2020.04.16.20065920v2
https://www.nejm.org/doi/full/10.1056/NEJMoa2012410

5

BLOUSES BLANCHES ET CORRUPTION

Dès la fin du mois de mars, alors que le gouvernement français continuait de bloquer la production d'hydroxychloroquine, sur recommandation de ses groupes d'experts, on découvrait peu à peu dans la presse que nombre de ces derniers étaient sous liens d'influence avec les grands groupes pharmaceutiques partie prenante de la recherche d'un traitement contre le Covid-19. On a ainsi pu observer que les plus virulents opposants au protocole de Marseille (basé sur deux médicaments peu coûteux et efficaces) étaient bénéficiaires des largesses de Gilead, une société espérant, rappelons-le, mettre sur le marché son antiviral remdésivir au prix de 900 à 1 000 dollars par patient. Ces mêmes experts touchent également des enveloppes des autres grands groupes comme Merck Sharp & Dohme, Roche, Boehringer, Johnson & Johnson, Sanofi, GSK, Abbvie, Pfizer, Noartis ou encore Astrazeneca.

Dans une enquête menée par des journalistes de *Marianne*, on apprend qu'en cinq ans, « entre les déjeuners, les dîners, les hébergements à l'hôtel, les frais de transport et les honoraires, les industriels ont payé pour 449 389 euros d'avantages à neuf experts du conseil scientifique placé auprès d'Emmanuel Macron ainsi que du Comité analyse et expertise (Care) chargé de l'éclairer sur les questions purement scientifiques liées au Covid-19[1] ». Il est également précisé que « sur les huit médecins originellement membres du conseil scientifique (nommé par le président Macron pour le conseiller), deux (Arnaud Fontanet et Didier Raoult) ont touché zéro euro » de l'industrie pharmaceutique…

Or, qu'ont fait nos autorités depuis que l'efficacité de ce traitement a été proposée ? Eh bien, elles n'ont rien trouvé de mieux que de réserver les stocks d'hydroxychloroquine pour l'hôpital, rendant impossible la prescription par les médecins généralistes et les gardant pour les personnes pour qui il est déjà trop tard, alors même que l'indication pertinente est de prescrire le traitement avant que les complications adviennent, précisément pour les empêcher.

Je me demande souvent ce que les gens comprennent au fond de ce qui est en train de se passer. En ce qui me concerne, c'est évidemment un peu différent puisque cela fait plus de trente ans que mon métier consiste à décoder la recherche et les pratiques médicales. Ici, comme toujours dans les manipulations collectives, cette cacophonie de polémiques aura très vite été orchestrée, rendant les gens désemparés et ne sachant plus que ou qui croire. Une fois cet effet confusionnel produit,

---

1. Girard É., « 118.000 euros de MSD, 116.000 euros de Roche : faut-il s'inquiéter des liens entre labos et conseils scientifiques ? », *Marianne*, 3 avril 2020.

les capacités de résistance ou de mobilisation de la population sont largement affaiblies.

Ce que le public ignore (parce qu'il est habitué à faire confiance aux « scientifiques »), c'est que la recherche médicale est en crise depuis au moins quinze ans. Une crise systémique. Sapée par une corruption généralisée qui s'appuie sur un petit nombre de personnes corrompues et une majorité d'acteurs qui sont partie prenante en toute ignorance de cause.

« Corruption systémique ». Le terme est fort. Mais il illustre la situation de la médecine aujourd'hui prise en otage par des intérêts véreux, indépendamment de la sincérité et de l'honnêteté des médecins et des soignants.

J'entretiens d'excellents rapports avec les médecins et les professeurs de la faculté comme des hautes écoles en santé. J'apprécie leur immense culture, leur intérêt sincère et leur engagement pour l'humain, ainsi que l'humilité dont ils font preuve, qui est le signe d'une longue pratique. Même si l'on trouve aussi dans leurs rangs, des arrivistes et des potentats abusifs, comme partout ailleurs. Les neurosciences révèlent en l'occurrence qu'occuper une position de pouvoir risque d'endommager les circuits relationnels et sociaux du cerveau (réflexivité, empathie). Le sujet peut ainsi perdre les compétences humaines qui lui ont été nécessaires pour arriver là où il est. Cette observation faite par le professeur en psychologie de Berkeley Dacher Keltner a été nommée « le paradoxe du pouvoir ».

Cela dit, les médecins sont non seulement – dans leur immense majorité – des personnes profondément intègres et honnêtes, mais des hommes et des femmes délicieux à fréquenter. Et je sais que ces grands professionnels que je respecte tant souffrent de la corruption systémique qui gangrène leur milieu.

C'est pourquoi je dois définir avec précision ce dont je parle. Il existe en effet une distinction essentielle entre la corruption directe, systématique et systémique. Elles sont trois réalités différentes.

Dans la « corruption directe », une personne en position de pouvoir est soudoyée directement pour accorder une faveur indue. Elle abuse de ses responsabilités pour son profit personnel, au détriment du bien commun et de l'équité du système.

La « corruption systématique » – que l'on observe dans de nombreux pays à culture clanique ainsi que dans des contextes comme celui des anciens pays de l'Est – est un système au sein duquel il est impossible de ne pas participer activement à la dynamique de corruption. Pour devenir professeur d'université, par exemple, vous devez soudoyer les doyens et la faculté. Une fois le poste de professeur acquis, vous vous remboursez de votre investissement et complétez votre maigre salaire par les bakchichs de vos étudiants (passage obligé s'ils souhaitent réussir leurs examens), de vos assistants, etc. Hors de ce fonctionnement, pas d'opportunité. Chacun est donc acteur, victime et complice à la fois. Ce que résume l'adage « tous pourris ». Et quiconque se mettrait en rupture avec ce fonctionnement collectif s'en verrait lourdement pénalisé dans ses perspectives professionnelles.

La « corruption systémique » n'a rien à voir avec cela. Bien sûr, il y a des collusions et des compromissions délictueuses sinon criminelles à certains étages décisionnels, des largesses qui engagent, une somme de magouilles à large échelle. Mais ce qui caractérise ce système, c'est que nul en particulier n'est pourri : le système l'est dans son ensemble, d'une manière qui contraint chaque acteur à s'y résoudre, mais sans avoir à y participer activement.

J'utilise donc le terme de « corruption systémique » parce que c'est le terme consacré par l'usage, celui qu'emploient par exemple les centres d'éthique des universités[2]. Tout comme les revues médicales elles-mêmes lorsqu'elles abordent cette dynamique perverse qui gouverne le système de santé.

Quelques traits encore caractéristiques de la corruption systémique : d'abord, de toutes les actions qui l'instaurent et l'entretiennent, beaucoup ne sont en rien illégales. Comme le fait par exemple pour de nombreux parlementaires influents de bénéficier des largesses des caisses maladie. Ensuite, quelles que soient vos valeurs ou votre intégrité, vous participez *forcément* en tant qu'acteur à la perpétuation du système parce que vous en retirez des avantages personnels. Qui restent limités pour la grande masse des médecins « anonymes », mais pas pour les « leaders d'opinion » : les « responsables », ceux qui, professeurs, médecins-chefs ou membres des comités d'experts, reçoivent de l'industrie pharmaceutique, toutes sortes de bénéfices. « Rien de tel que de dîner à l'œil », disent les cyniques. Que les cercles de conseil sensés aider les pouvoirs publics aient été aussi teintés par cette collusion d'intérêts (et donc d'un inévitable parce que systémique conflit de loyauté et d'intérêts) n'est plus acceptable intellectuellement et éthiquement aujourd'hui.

De nombreux pays ont adopté des législations vigoureuses pour non seulement prévenir mais encore interdire ce risque.

---

2. https://papers.ssrn.com/sol3/papers.cfm?abstract_id=2295067

Le moins que l'on puisse dire est que n'est encore le cas ni en France ni en Suisse.

DO YOU REPLICATE ?

Le Dr John Ioannidis, que j'ai déjà cité, né à New York, passé ensuite par les universités d'Athènes et Ioannina (Grèce), avait lancé en 2005 un sacré pavé dans la mare sous la forme d'un article intitulé « Pourquoi la plupart des résultats de recherche scientifique publiés sont faux ». Ce papier eut un succès qui ne se démentit jamais, devenant même l'article le plus téléchargé en ligne de la revue *PLos [Public Library of Science] Medicine*[3]. Ioannidis a depuis rejoint la prestigieuse université Stanford, dans la Silicon Valley, où il est directeur du Stanford Prevention Research Center, tout en codirigeant le Meta-Research Innovation Center.

Au début de son article, il disait ceci : « On s'inquiète de plus en plus du fait que la plupart des résultats de recherche publiés actuellement sont faux. La probabilité qu'une affirmation de recherche soit vraie peut dépendre de la puissance et de la partialité de l'étude, du nombre d'autres études sur la même question et, surtout, du rapport entre les relations vraies et les relations fausses parmi les relations étudiées dans chaque domaine scientifique. »

Dix ans plus tard, la société californienne Amgen (leader mondial de l'industrie des biotechnologies médicales) lança cette fois un rocher dans la mare, en révélant avoir essayé de

3. Ioannidis J. P. A., « *Why Most Published Research Findings Are False* », *Plos Medicine*, vol. 2, n° 8, août 2005.

répliquer les résultats de 53 articles « phares » car fondant les principaux protocoles alors utilisés contre le cancer[4]. L'idée de la réplicabilité est simple et de bon sens : dans la démarche hypothético-déductive de la science, on construit une hypothèse de recherche théorique, puis on définit un protocole d'expérimentation visant à la tester en vue d'obtenir des données qui confirmeront ou infirmeront sa validité.

Pour en donner une métaphore charmante, le psychologue genevois Jean Piaget s'était intéressé, dans le cadre de son centre d'épistémologie génétique, à la manière dont les bébés acquièrent une compréhension du monde. Observant que nos tout-petits opèrent d'une manière en fait très proche de la démarche empirique. Tous les parents ont par exemple observé que, vers l'âge de 15-18 mois, les bébés s'engagent dans un curieux rituel répétitif en laissant tomber un objet (cuillère, tasse, ballon) au sol. Quand on ramasse l'objet et le redonne au nourrisson, celui-ci recommence, encore et encore, d'une manière étonnamment déterminée. Piaget a formulé l'hypothèse que le petit humain se livre en fait à une « expérience scientifique » en vérifiant un grand nombre de fois si le résultat est bien toujours le même. Il est évident que si la tasse devait le plus souvent tomber, mais parfois aussi s'élever vers le plafond, la conclusion serait différente. Par la reproduction des résultats, l'enfant acquiert une compréhension empirique de l'universalité de la loi de la gravitation.

On comprend dès lors comment et pourquoi la fiabilité d'un résultat de recherche implique sa reproductibilité. Le « test »

4. Begley C. G., et Ellis L. M., « *Raise standards for preclinical cancer research* », *Nature*, vol. 483, 2012, p. 531-533.

d'Amgen, publié en 2016 dans la prestigieuse revue *Science*[5] fit désordre : sur les 53 expériences reproduites, les chercheurs ne tombèrent sur les mêmes résultats que pour… 7 d'entre elles !

Vous avez bien lu.

Pour tous ceux qui, comme vous et moi, ont un profond respect pour la médecine, les conclusions sont terribles. Malgré l'intégrité indiscutable de la grande majorité des médecins, ils sont en quelque sorte pris en otage d'un domaine en réalité sinistré dans une mesure proportionnelle à ses succès.

Des pointages menés dans d'autres champs disciplinaires révèlent de tels biais conduisant à des résultats peu ou insuffisamment reproductibles. La psychologie expérimentale, souvent dénigrée par les médecins, s'en sort le mieux : 50 % de reproductibilité globale des études publiées. De meilleurs résultats que la biomédecine, donc. Cela reviendrait à accorder notre confiance à une banque dont les rapports financiers se vérifiaient entre 15 % et 30 % des cas au mieux[6]… Vous refuseriez sans doute de lui confier votre argent ? Moi aussi !

En 2013, le Dr Richard Smith, rédacteur en chef du *BMJ*, le *British Medical Journal*, qui fait référence en médecine, osa publier un éditorial sans ambiguïté[7] : « La plupart des études scientifiques sont erronées, et elles le sont parce que les scientifiques s'intéressent au financement et à leurs carrières plutôt qu'à la vérité. » Dans le même journal, il persistait

---

5. Baker M., « *Biotech giant publishes failures to confirm high-profile science* », *Nature*, vol. 530, n° 7589, février 2016.

6. Kak S., « *The Reproducibility Crisis of Medicine* », medium.com, 25 juillet 2018.

7. Smith R., « *Time for science to be about truth rather than careers* », blogs.bmj.com, 9 septembre 2013.

l'année suivante dans un article intitulé « La recherche médicale, toujours un scandale[8] ». En 2015, un symposium sur la reproductibilité et la fiabilité de la recherche biomédicale se tint au Wellcome Trust à Londres. La plus stricte confidentialité avait été demandée au groupe très select de participants mais l'un d'eux, Richard Horton, le rédacteur en chef du *Lancet*, autre fameuse publication scientifique, fit dans un éditorial en ligne une sorte de compte rendu de la réunion si discrète. Il y citait les études « portant sur des échantillons de petite taille, des effets minuscules, des analyses exploratoires non valables et des conflits d'intérêts flottants », ainsi que « l'obsession à poursuivre des tendances à la mode d'importance douteuse ». Et faisait cette confession : « Les rédacteurs en chef des revues scientifiques méritent eux aussi leur part de critiques. Nous aidons et encourageons les pires comportements… »

« FONDÉE SUR LES PREUVES » ?

Depuis le début des années 1990, la médecine « scientifique » est fondée de plus en plus sytématiquement sur l'*evidence-based medicine*. Dans un papier publié intitulé « Comment la médecine fondée sur des preuves échoue en raison d'essais biaisés et d'une publication sélective[9] », les chercheurs Susanna Every-Palmer et Jeremy Howick expliquaient que

8. Smith R., « *Medical research—still a scandal* », blogs.bmj.com, 31 janvier 2014.

9. Every-Palmer S., et Howick J., « *How evidence-based medicine is failing due to biased trials and selective publication* », *Journal of Evaluation in Clinical Practice*, vol. 20, n° 6, mai 2014.

depuis l'introduction de ce nouveau paradigme censé améliorer les soins aux patients, les coûts de santé avaient augmenté sans entraîner de gains substantiels en matière de santé, en raison notamment de « biais dans le choix des hypothèses testées », de « manipulation de la conception des études » et d'« une publication sélective ». Ils insistaient notamment sur les études financées par l'industrie :

« L'acceptation aveugle par l'EBM des « preuves » produites par l'industrie revient à laisser les politiciens compter leurs propres votes. Étant donné que la plupart des études d'intervention sont financées par l'industrie, il s'agit d'un problème sérieux pour la base de données globale. Les décisions cliniques fondées sur ces preuves risquent d'être mal informées, les patients recevant des traitements moins efficaces, nocifs ou plus coûteux. »

Nous nous sentons rassurés du pouvoir technique incroyable de la médecine contemporaine, qui peut nous déboucher des artères en douceur, juguler en un tournemain des infections qui hier tuaient par villes entières – rappelons que la peste s'inclina définitivement devant un antibiotique. On peut nous remplacer une hanche ou un genou, nous greffer un nouveau cœur, nous plonger dans un coma artificiel, nous maintenir en vie envers et contre tout d'une manière évidemment vertigineuse…

Alors comment expliquer la coexistence de toutes ces preuves du pouvoir curatif de la biomédecine et celles des critiques désormais portées par les plus grandes revues scientifiques sur ses innombrables dérives et scories ? Les propos de deux anciens rédacteurs en chef du *New England Medical*, tous deux ayant tour à tour démissionné de leur fonction, apportent un élément de réponse[10].

D'abord le Dr Relman, en 2002 : « La profession médicale est achetée par l'industrie pharmaceutique, non seulement en matière de pratique de la médecine, mais aussi quant à l'enseignement et la recherche. Les institutions académiques [du Royaume-Uni] se permettent d'être les agents rémunérés de l'industrie pharmaceutique. Je trouve cela honteux. »

Celle qui lui succéda, Marcia Angeli, expliquait, sept ans plus tard : « Il n'est tout simplement plus possible de croire une grande partie des recherches cliniques qui sont publiées, ni de se fier au jugement de médecins de confiance ou à des directives médicales faisant autorité. Je ne prends aucun plaisir à cette conclusion, à laquelle je suis parvenue lentement et à contrecœur au cours de mes deux décennies de travail de rédactrice en chef. »

Un constat également partagé par la Chambre des communes britannique. Je cite en quelques phrases un rapport datant de 2005 et toujours hélas d'actualité[11] :

« L'industrie pharmaceutique trahit systématiquement ses responsabilités à l'égard de la population et des institutions. Les grandes firmes se sont de plus en plus focalisées sur le marketing, bien plus que sur la recherche, et elles exercent une influence omniprésente et persistante non seulement sur

---

10. Dr Farrah-Arsenia A.-B., « *The end of evidence based medicine and the rise of medical propaganda* », drfarrah.online.

11. House of Commons Health Committee, *The Influence of the Pharmaceutical Industry. Fourth Report of Session 2004-05*, t. I : *Report, together with formal minutes*, avril 2005 : https://publications.parliament.uk/pa/cm200405/cmselect/cmhealth/42/42.pdf

la médecine et la recherche, mais sur les patients, les médias, les administrations, les agences de régulation et les politiques. [...] Elle s'est infiltrée dans tout le système, à tous les niveaux. C'est elle qui définit les programmes et la pratique médicale. Elle définit aussi les objectifs de recherche de médicaments sur d'autres priorités que celles de la santé publique, uniquement en fonction des marchés qu'elle peut s'ouvrir. Elle détermine non seulement ce qui est à rechercher, mais comment le rechercher et surtout comment les résultats en seront interprétés et publiés. Elle est maintenant hors de tout contrôle. Ses tentacules s'infiltrent à tous les niveaux. Il faut lui imposer de profonds changements. »

L'Institut d'éthique Edmond J. Saffra de l'université Harvard, qui fait référence en matière de déontologie a lui aussi alerté sur ce phénomène de « corruption systémique » que nous avons déjà évoqué : « Aujourd'hui, les objectifs de la politique pharmaceutique et de la pratique médicale sont souvent sapés par la corruption institutionnelle – c'est-à-dire des pratiques répandues ou systémiques, généralement légales, qui sapent les objectifs ou l'intégrité d'une institution. Certaines pratiques ont corrompu la recherche médicale, la production de connaissances médicales, la pratique de la médecine, la sécurité des médicaments et la surveillance du marketing pharmaceutique par la Food and Drug Administration, le gendarme américain du médicament. En conséquence, les médecins peuvent penser qu'ils utilisent des informations fiables pour s'engager dans une pratique médicale saine tout en se fondant en réalité sur des informations trompeuses et donc prescrire des médicaments qui sont inutiles ou nocifs pour les patients, ou plus coûteux que des médicaments équivalents. Dans le même temps, les patients et le public peuvent croire que les organisations de défense des patients représentent efficacement leurs intérêts alors que ces organisations négligent en réalité leurs intérêts[12]. » Ainsi, « au cours des trente-cinq dernières années, les patients ont souffert d'une épidémie largement cachée d'effets secondaires de médicaments qui ont généralement peu de bénéfices compensatoires ».

Et les éthiciens, médecins et juristes de Harvard d'appeler de leurs vœux des changements :

« La satisfaction des besoins des entreprises pharmaceutiques a pris le pas sur la satisfaction des besoins des patients. Si cette corruption des intentions réglementaires n'est pas inversée, la situation continuera à se détériorer. Nous proposons des suggestions pratiques, notamment : la séparation du financement des essais cliniques de leur conduite, de leur analyse et de leur publication ; une direction indépendante de la FDA ; le financement public intégral de toutes les activités de la FDA ; des mesures visant à décourager la R&D sur les médicaments ayant peu ou pas de nouveaux avantages cliniques ; et la création d'un Conseil national de sécurité des médicaments[13]. »

Un des aspects de la corruption systémique mise en avant par les éthiciens tient aux multiples conflits d'intérêts, compromissions et liens d'influence entre les organes de régulation gouvernementaux et l'industrie pharmaceutique. C'est

12. Rodwin M. A., « *Institutional Corruption and the Pharmaceutical Policy* », *Journal of law, medicine and ethics*, vol. 41, 2013, p. 544.

13. Light D. W., Lexchin J., et Darrow J. J., « *Institutional Corruption of Pharmaceuticals and the Myth of Safe and Effective Drugs* », *Journal of law, medicine and ethics*, vol. 14, n° 3, 2013, p. 590-610.

l'ancienne ministre de la Santé, Agnès Buzyn, qui avait asséné que nul ne connaissait mieux les médicaments et les vaccins que les laboratoires pharmaceutiques et qu'il était donc inconcevable qu'ils ne soient pas fortement présents dans les instances de régulation étatique[14]. Rappelons que la nomination de son mari, Yves Lévy, à la tête de l'Inserm fut fortement critiquée, même dans *The Lancet*[15] en raison d'un conflit d'intérêts découlant de ses liens étroits avec l'industrie vaccinale, au moment où sa ministre d'épouse imposait onze vaccinations obligatoires. Une mesure sans précédent et sans utilité médicale convaincante pour la plupart d'entre elles… Aucun traitement – même vaccinal – ne peut être imposé hors du consentement éclairé d'une personne. Et la diabolisation de tous ceux qui – de manière réservée ou virulente – s'opposent non pas aux vaccins mais à l'obligation vaccinale s'est révélée parfaitement contre-productive, faisant s'opposer les « pour » et les « contre », indépendamment de la question de la sécurité vaccinale, aujourd'hui dans l'ensemble (avec quelques bémols) solidement établie. Après avoir finalement quitté l'Inserm, Yves Lévy fut ensuite nommé par Emmanuel Macron au Conseil d'État en dépit de son absence de formation juridique, ce qui alimenta de nouveau les soupçons[16]. Ce que les gens peuvent être suspicieux…

14. « *Corruption in the pharmaceutical sector* » : https://www.transparency.org.uk/publications/corruption-in-the-pharmaceutical-sector/

15. « *France may be back, but the old ways persist for INSERM* », *The Lancet*, vol. 391, n° 10138, juin 2018 ; voir ce lien pour la traduction : https://www.thelancet.com/pb-assets/Lancet/pdfs/16_6_ed_french_translation.pdf

16. Boichot L., « Le mari de la ministre de la Santé nommé conseiller juridique du gouvernement », *Le figaro*, 11 octobre 2018.

LE SCANDALE DU VIOXX

Remèdes mortels et crime organisé. Comment l'industrie pharmaceutique a corrompu les services de santé. Tel est le titre d'un livre écrit par l'un des plus rigoureux spécialistes de la validité des recherches médicales, couronné en 2014 du prix annuel remis par l'Association des médecins britanniques, le Pr Peter Gotzsche. Choqué par les scandales sanitaires à répétition, il les décortiqua et mit en avant la même effarante chronologie :

- Autorisation de mise sur le marché d'une substance par une instance étatique de régulation pétrie de conflits d'intérêts.
- Cette mise sur le marché d'un médicament problématique est obtenue par le groupe pharmaceutique qui en connaît les effets dangereux ou létaux et omet délibérément de les déclarer.
- Des professeurs en médecine renommés sont au besoin payés pour *nier tout lien de causalité* entre les dommages et le médicament.
- Lorsque le scandale éclate, la molécule toxique est retirée, mais a déjà permis à la firme d'empocher un joli pactole. Le scandale du Vioxx constitue peut-être la mère de tous les scandales en la matière : le médicament est mis sur le marché en 1999 dans le cadre d'une procédure accélérée, alors que son fabricant connaît pertinemment un risque accru d'accident cardiaque mortel – masqué derrière de savantes études. Le médicament fera finalement plus de 26 000 morts aux États-Unis avant d'être retiré quelques années plus tard.

- Le régulateur inflige une amende pour mauvaise conduite au laboratoire repentant, des actions collectives (aux États-Unis) sont déposées avce dommages et intérêts juteux, sommes qui restent malgré tout raisonnables au regard des gains engrangés. Et aucun responsable ne va en prison malgré les décès. Un arrangement avec les autorités américaines permettra à Merck, le laboratoire responsable du scandale du Voxx, de conserver un bénéfice net de plusieurs milliards de dollars[17].

On retrouve ce canevas dans tous les secteurs de l'industrie. Ainsi, les constructeurs automobiles allemands qui ont truqué les logiciels d'évaluation embarqués de la pollution – provoquant des *milliers de décès prématurés* en Europe année après année[18]. Vous avez peut-être utilisé une poêle en Téflon au cours de votre vie, mais saviez-vous qu'il s'agit d'une substance toxique lorsqu'elle surchauffe[19] ? Son inventeur, DuPont de Nemours a été condamné en 2016 à verser 671 millions de dollars à cause d'une fuite de produits toxiques d'une de ses usines américaines qui a empoisonné durablement la population alentour[20].

Certains lecteurs furent heurtés par l'insistance de Peter Gotzsche à comparer l'industrie pharmaceutique à une mafia. Ce à quoi, le rédacteur en chef du *BMJ*, Richard Smith, en

---

17. Yukhanarov A., « *Merck to pay $950 million to settle U.S. Vioxx charge* », reuters.com, 22 novembre 2011.

18. « *5,000 'Dieselgate' deaths in Europe per year : study* », phys.org, 18 septembre 2017.

19. https://link.springer.com/article/10.1007/s11356-017-0095-y

20. Nair A. S., « *DuPont settles lawsuits over leak of chemical used to make Teflon* », reuters.com, 13 février 2017.

présentant l'ouvrage, répondit : « Il est en effet effrayant de voir combien de similitudes il y a entre cette industrie et la mafia. La mafia gagne des sommes d'argent obscènes, tout comme cette industrie. Les effets secondaires du crime organisé sont des meurtres et des morts, et les effets secondaires sont les mêmes dans cette industrie. La mafia corrompt les politiciens et autres, tout comme l'industrie des médicaments… »

L'industrie a perdu face au ministère américain de la Justice à de nombreuses reprises et des entreprises ont été condamnées à des milliards d'amendes. « Peter décrit en détail dix des principales affaires, mais il y en a beaucoup d'autres. Il est également vrai que les industriels ont souvent récidivé, s'étant sûrement rendu compte qu'il y avait de gros profits à réaliser en bafouant la loi et en payant les amendes, ces dernières pouvant être considérées comme « le coût des affaires », des frais fixes, à l'instar du chauffage, de la lumière ou encore du loyer.

Beaucoup de gens sont tués par l'industrie, beaucoup plus que par la mafia. En effet, des centaines de milliers de personnes meurent chaque année après avoir utilisé des médicaments achetés sur ordonnance. Nombreux sont ceux qui considèrent cela comme presque inévitable, un risque à prendre : après tout, ces substances sont utilisées pour traiter des maladies qui tuent elles aussi… Les bénéfices des médicaments sont toutefois exagérés, souvent à cause de graves distorsions dans les preuves avancées par les laboratoires pharmaceutiques. »

ALORS COMPLOT OU PAS ?

Il m'est parfois arrivé, puisque c'est mon métier d'étudier les systèmes de santé jusque dans leurs faces les plus sombres, de me faire soupçonner de « complotisme ». Alors : sommes-nous ici face à un complot ou pas ?

Si certaines questions ne sont pas posées, il est impossible de traiter ce sujet sérieusement. Je connais les théories complotistes et je m'y intéresse (un peu), tout comme je connais la recherche – passionnante – en psychologie et en neurosciences sur les processus affectifs et cognitifs qu'elles impliquent[21]. Sans évidemment entrer en détail ici dans la description de ces phénomènes, on peut relever quelques points saillants :

- La croyance en un complot simplifie la vie en donnant un axe qui la traverse en évacuant au passage l'incertitude, l'ambivalence, le paradoxe ainsi que le ressenti d'anxiété lié à un sentiment impuissance.
- Elle s'enferme dans des logiques autojustificatrices (si vous ne croyez pas au complot, c'est que vous en faites partie ou en êtes complices, ce qui prouverait si besoin était la réalité du complot).
- Comme avec tout processus de rigidité cognitive, le psychisme repousse et rejette comme dangereux ou toxique

21. Goreis A., et Voracek M., « *A Systematic Review and Meta-Analysis of Psychological Research on Conspiracy Beliefs : Field Characteristics, Measurement Instruments, and Associations With Personality Traits* », *Frontiers in psychology*, vol. 10, février 2019 ; van Prooijen J.-W., Douglas K. M., « *Belief in conspiracy theories : Basic principles of an emerging research domain* », *European Journal of Social Psychology*, vol. 48, juillet 2018, p. 897-908.

tout ce qui diverge de sa logique. Il n'a plus d'yeux pour voir ni d'oreilles pour entendre.

- L'évitement de l'altérité relationnelle ou cognitive conduit à des replis sur soi ou sur des groupes où chacun pense de la même façon.

La question du complotisme concerne autre chose : le soupçon que des vues divergentes ou critiques s'enracinent dans des fantasmes ou même un délire de cet ordre. On la brandit un peu vite à mon goût aujourd'hui car elle est bien commode pour disqualifier d'emblée toute critique en collant à son auteur une infâmante étiquette.

Je me sens à vrai dire très libre face à cela. D'abord parce que ma discipline, l'anthropologie, par définition s'intéresse à l'univers de l'autre et des autres. Et c'est ce qui fait sa noblesse. L'ouverture à l'inattendu, au différent, au dérangeant nous est chevillée au corps et à l'esprit. Vous aurez peine à trouver personne plus ouverte à la contradiction qu'un anthropologue digne de ce nom. Les contre-arguments nous forcent à penser : si je trouve la réponse à cette objection, j'ai renforcé mon hypothèse et mon argumentation ; si je ne la trouve pas, c'est qu'il faut chercher encore. Et si en définitive il n'y en a pas, alors vient le temps du deuil d'une idée qu'on s'était faite et qu'il faut abandonner. Voyez : je ne dis pas simplement « eh bien, on change d'avis ! » : c'est plus profond et complexe que cela. Nos croyances et opinions constituent notre paysage intérieur, notre maison du dedans avec son territoire autour. Changer de conviction est une aventure en partie âpre mais salutaire.

Alors, est-ce que je crois qu'il y a un complot derrière ce que nous avons vécu avec le Covid ?

J'aime cette parole attribuée à Michel Rocard : « Il vaut toujours mieux privilégier l'hypothèse de la stupidité à celle du complot. Ça demande beaucoup d'intelligence pour monter un complot[22]. » Mais je ne suis pas entièrement en accord avec cette phrase : à défaut de croire à *un* complot, je crois à *des* complots, simplement parce que notre modèle de société accorde d'énormes facilités et laisse le champ libre à des sociétés et des personnes qui dévoient sciemment les règles du jeu de notre « État de droit » dans la poursuite de buts malhonnêtes.

Alors, non, je ne crois pas au grand complot généralisé, avec des Illuminati ou des Bilderberg se rencontrant en ricanant dans un palace ou un sous-sol. Mais aux complots : oui ! Ou du moins à une logique de système.

Dans un monde idéal, nous aurions un gouvernement de la République ayant réellement le bien commun à l'esprit. Et une communauté scientifique intègre. La réalité ne saurait être plus éloignée de cette image d'Épinal. Je l'ai dit et redit, l'industrie de la maladie en Occident est instrumentalisée par des intérêts économiques froids. Ainsi une majeure partie de la recherche a été dévoyée, détournée de sa mission, par quelques groupes qui l'ont mise à leur service. Oui, ce constat n'est pas simple à accepter, mais sauf à nier l'évidence, on est contraint d'en tenir compte.

22. Alaoui A., « Constellation des conspirations », *La tribune*, 4 novembre 2019.

L'INTERVALLE DE CONFIANCE

Il existe plusieurs façons de tirer avantage de la recherche. Avez-vous par exemple entendu parler de « l'intervalle de confiance » ? C'est l'une des astuces les plus simples. L'intervalle de confiance est le chiffre plus ou moins élevé généralement indiqué dans les résultats des sondages d'opinion des journaux ou de la télévision. Par exemple, si vous utilisez un intervalle de confiance de 4 et que 47 % de votre échantillon choisit une réponse, vous pouvez être *sûr* que si vous aviez posé la question à l'ensemble de la population concernée, entre 43 % (47 – 4) et 51 % (47 + 4) auraient choisi cette réponse. Le niveau de confiance vous indique à quel point vous pouvez être sûr. Il est exprimé en pourcentage et représente la fréquence à laquelle le pourcentage réel de la population qui choisirait une réponse se situe dans l'intervalle de confiance. Un niveau de confiance de 95 % signifie que vous pouvez être certain à 95 % ; un niveau de confiance de 99 % signifie que vous pouvez être certain à 99 %. La plupart des chercheurs utilisent le niveau de confiance de 95 %. Lorsque vous mettez ensemble le niveau de confiance et l'intervalle de confiance, vous pouvez dire que vous êtes sûr à 95 % que le pourcentage réel de la population se situe entre 43 % et 51 %. Ce que cela veut dire en retour, c'est que si vous conduisez vingt recherches avec ce niveau de confiance pour tester une hypothèse que vous savez être fausse, il y en aura normalement au moins une qui donnera malgré tout le résultat escompté. Multipliez ainsi le nombre d'essais (faites-en deux cents par exemple), et vous disposerez de dix études indépendantes que vous pourrez invoquer à l'appui de votre thèse. Ou plutôt que vous « auriez pu invoquer ».

Jusqu'à la crise du Tamiflu (nous y reviendrons), les groupes pharmaceutiques n'étaient en effet pas obligés de rendre accessible l'intégralité de leurs données de recherche sur un traitement en particulier. Et donc si vous disposiez de 190 études montrant que votre remède ne marchait pas contre 10 qui suggéraient un effet positif statistiquement significatif, vous pouviez vous prévaloir de ces 10 études en occultant purement et simplement les 190 autres. Drôlement pratique !

SOUVENONS-NOUS DU TAMIFLU

La crise du virus H1N1 fit toutefois vaciller l'édifice. Le lecteur se souviendra que les gouvernements occidentaux se précipitèrent alors pour acheter le plus de doses de Tamiflu possible, un antiviral dont on pensait qu'il pouvait être efficace contre l'épidémie. Inutile de dire que ses propriétaires, au premier rang desquels le laboratoire helvétique Roche, empochèrent le pactole : des milliards et des milliards de dollars de vente mondiale du Tamiflu en 2009. Grosse dépense certes, mais justifiée pour un remède efficace me direz-vous. C'est là où le bât blesse : l'épidémie passée, la communauté scientifique osa engager un bras de fer avec Roche pour que celle-ci accepte de livrer la totalité des essais cliniques liés au Tamiflu. La multinationale suisse fit des pieds et des mains tandis que Cochrane, organisation indépendante ayant pour but d'organiser les informations concernant la recherche médicale, et le très fameux *Bristih Medical Journal* y mirent tout leur poids. La situation devint finalement intenable pour Roche qui finit par céder, tout en multipliant encore les manœuvres dilatoires et les tentatives de dissimulation durant quatre années[23]. Vous devinez la chute ? Le Tamiflu ne montrait, si l'on prenait l'ensemble des données disponibles, aucune efficacité réelle face au H1N1[24]. Le lecteur se demandera comment Roche s'y prit ensuite pour rembourser les sommes indûment versées par les États… Eh bien la firme ne remboursa rien et les États ne montrèrent pas d'empressement particulier à se voir indemniser[25] ! Ils avaient en effet acheté ces stocks sur la base de suppositions, mais sans avoir conduit d'investigations rigoureuses sur l'indication de cette molécule.

Du fait de ces compromissions et confusions, la médecine risque de perdre son sens et son âme. Quand on parle avec eux, en privé, nombre de médecins l'admettent : ils sont conscients de ne plus pouvoir accorder leur confiance aux études financées par les pharmas, auxquels appartiennent d'ailleurs les grandes revues « scientifiques » qui en constituent en quelque sorte le service marketing[26].

La *mauvaise* médecine (mauvais diagnostics, traitements inappropriés, médicaments toxiques) est devenue, aux États-Unis, la troisième cause de mortalité juste après les maladies cardiovasculaires et les cancers[27].

---

23. https://www.bmj.com/tamiflu

24. Gupta Y. K., Meenu M., et Mohan P., « *The Tamiflu fiasco and lessons learnt* », *Indian J Pharmacol*, vol. 47, janvier-février 2015, p. 11-16.

25. Goldacre B., « *What the Tamiflu saga tells us about drug trials and big pharma* », *The Guardian*, 10 avril 2014.

26. Smith R., « *Medical Journals Are an Extension of the Marketing Arm of Pharmaceutical Companies* », *Plos Medicine*, vol. 2, n° 5, mai 2005.

27. Makary M. A., et Daniel M., « *Medical error-the third leading cause of death in the US* », *British Medical Journal*, vol. 353, mai 2016.

Cette réalité, mon métier m'impose de la connaître et je la puise aux meilleures sources (universités, presse académique et scientifique), mais l'essentiel des informations dont je dispose sont aisément accessibles. Elles sont de notoriété publique depuis plus de quinze ans. Un silence gêné accueille pourtant ces constats partout où certains prennent la responsabilité de les exprimer.

C'est bien là que le bât blesse.

J'ai partagé ces analyses lors du 1er congrès européen de psychiatrie sociale, qui s'est déroulé à Genève en juillet 2018. Silence gêné et aucun retour des éminences (Association mondiale de psychiatrie, départements universitaires de psychiatrie). Je les ai partagées avec le ministre de la Santé de la Confédération helvétique, Alain Berset, et le Conseiller d'État du canton de Genève, Mauro Poggia. Même silence. Je les partage avec les associations de médecins. Silence. Avec les responsables des filières de formation en santé des hautes écoles. Silence, encore et toujours.

La lutte contre la corruption systémique n'est pas une attaque envers les médecins et les soignants. Elle se mène pour eux. Et devrait être faite avec eux. Pour que l'intérêt des patients et des soignants prime simplement sur les intérêts et appétits d'industries corruptrices. Il est temps que les médecins et les soignants eux-mêmes osent en finir avec cette recherche médicale dévoyée.

Heureusement, les consciences percutent et se mobilisent. C'est ainsi que j'interprète les très nombreux messages de remerciements et d'encouragement à poursuivre que j'ai reçus au fil de mes articles sur le Covid-19, provenant de médecins généralistes, hospitaliers, docteurs en chimie, pharmaciens, pédiatres, hospitaliers.

6
PROPAGANDE ET *FAKE NEWS*

Le mardi 31 mars, je m'attendais à la montée en épingle dans la presse d'accidents attribués au Plaquénil pour en discréditer l'usage. La logique sémiologique de propagande que j'avais repérée dans les discours officiels et le relais qu'en faisaient les médias rendaient cette prévision hautement probable. Ces salves débutèrent le jour même où la première étude randomisée, réalisée en Chine et en cours de prépublication, apportait une confirmation encourageante aux espoirs mis dans le traitement développé à Marseille. Parmi les appels qu'on entendit ces jours-là figuraient ceux qui mettent en garde contre toute méfiance (forcément injuste) envers les autorités de santé et taxent de « complotistes » ceux qui dénoncent inlassablement cet état de fait, parmi lesquels votre serviteur certes, mais aussi et surtout les universités Harvard, d'Oxford et Stanford, les trois principales revues médicales au monde (*The Lancet*, *The British Medical Journal* et *The New England Journal of Medicine*), sans oublier le Parlement britannique ainsi qu'à vrai dire tous les acteurs et observateurs intègres du domaine.

En ce qui concerne l'hydroxychloroquine, bien sûr, il s'agit d'un médicament et comme avec tous les médicaments, il y a un certain nombre de précautions d'usage à vérifier. Toute substance mal employée ou prise en excès peut être dangereuse. Tous les médicaments présents sur le marché ont de potentiels effets adverses à surveiller.

D'où l'importance bien sûr des mises en garde contre l'automédication. Comme je l'ai rappelé plus haut, le protocole mis au point à Marseille prévoit un électrocardiogramme avant le début du traitement, puis un autre deux jours plus tard. Il prévoit aussi une analyse du taux de potassium dans le sang. Bref, des petites précautions incontournables pour éviter d'éventuels pépins avec une molécule qui reste dans l'ensemble remarquablement sûre.

Or, on entendait depuis vingt-quatre heures dans tous les médias les récits, non vérifiés, de « décès » dus à l'hydroxychloroquine. *Le monde*, par exemple, titrait de manière spectaculaire le 9 avril : « Coronavirus : en Suède, les hôpitaux ont prescrit de l'hydroxychloroquine avant de rapidement s'arrêter. » En chapô, il était précisé : « Alors que l'essentiel des structures hospitalières suédoises avait adopté ce traitement contre le Covid-19, des doutes sur son efficacité et des craintes sur les effets secondaires ont conduit à son quasi-abandon hors essais cliniques[1]. »

---

1. Hivert A.-F., « Coronavirus : en Suède, les hôpitaux ont prescrit de l'hydroxychloroquine avant de rapidement s'arrêter », *Le monde*, 9 avril 2020.

DANGERS RÉELS OU OPPORTUNS ?

Qu'est-ce qui justifiait pareil effroi ? Dans le même article, Magnus Gisslén, professeur d'infectiologie et médecin à l'hôpital Sahlgrenska de Göteborg expliquait : « Nous avons d'abord décidé de ne plus donner de chloroquine aux patients souffrant d'insuffisance rénale, puis de ne plus le donner du tout, même si nous n'avons pas constaté d'effets secondaires chez nous. Des collègues, en Suède et à l'étranger, nous ont fait part de cas suspicieux, même s'il est difficile de savoir si la chloroquine était à l'origine des effets observés ou si c'était une conséquence de la maladie. »

On vit ainsi débouler des affirmations à l'emporte-pièce, montant en épingle des cas qu'il aurait fallu au préalable documenter avec soin. Il va de soi que si des dizaines de milliers de patients supplémentaires sont soudainement traités avec du Plaquénil (ou tout autre médicament), on trouvera arithmétiquement des décès et problèmes de santé qui seront signalés aux centres de surveillance sanitaire. C'est pourquoi il est essentiel de faire ce travail de pharmacovigilance avec soin, et de manière honnête, sans complaisance ni dramatisation.

Synchronicité troublante : cette canonnade eut lieu alors qu'une étude de qualité chinoise paraissait pouvoir confirmer le bien-fondé du traitement élaboré à Marseille. Et au moment même où ceux qui l'utilisaient sur le terrain et confirmaient son utilité regrettaient que la production et l'usage de ce médicament ne soit pas généralisé, comme le Pr Christian Perrone, qui déplorait : « Ça marche… Il n'y quasiment plus d'hospitalisations quand c'est utilisé précocement… Mais il en faudrait des millions de doses… Ça fait quinze jours qu'il n'y a pas eu d'ordres pour le produire en France. » Pourtant, Sanofi en France et Novartis en Suisse ont proposé aux autorités de mettre à disposition des millions de doses rapidement. Dans les deux cas, les autorités ont bloqué le processus, préférant « attendre des résultats scientifiques avérés ».

J'assistais consterné aux efforts du Pr Perronne, qui battait la campagne en s'efforçant envers et contre tous de faire passer le message : des centaines de personnes âgées mouraient chaque jour dans des conditions sordides (comme dans ces Ehpad dont le tiers des résidents étaient décédés et restaient là sur leur lit de mort en l'absence de service funèbre, et avec les professionnels soignants enfermés avec cadavres et survivants).

Avec un président qui pérégrinait à droite et à gauche en promettant des essais permettant de disposer de résultats sur ceci, cela ou autre chose... pour dans deux ou trois mois. Alors que, rappelait le Pr Perronne, 3 000 patients Covid+ avaient été maintenant traités à Marseille, avec une mortalité remarquablement faible (moins de 0,5 %) et *aucun accident cardiovasculaire*.

Le Covid attaquant lui-même parfois la sphère cardiaque et rénale, et s'avérant donc cardiotoxique, le clinicien rapportait ainsi de nombreux accidents cardiaques qui s'étaient produits en l'absence de prescription de Plaquénil. Et que les mêmes accidents auraient été immédiatement attribués au médicament dans le cas contraire.

Je souffrais en voyant se débattre en pure perte cet homme, honnête, à n'en pas douter. Un médecin digne de ce nom. C'est fou, en réalité, comme on voit tout de suite la différence... Non pas parce qu'il prescrit ceci ou cela. Mais parce que son souci des autres l'emporte sur les jeux de pouvoir.

Petit rappel préliminaire. L'IHU Méditerranée Infection est le plus grand centre de compétences en infectiologie clinique d'Europe. On personnalise beaucoup le débat autour de la figure du Pr Didier Raoult, son directeur, mais ce sont huit cents collaborateurs qui y travaillent, dont une brochette de sommités mondiales dans leurs différents domaines comme la microbiologie et la virologie. Raoult lui-même, que les médias français aiment faire passer pour une espèce de farfelu, jouit d'une réputation hors pair sur la scène scientifique mondiale, où il est considéré comme l'un des meilleurs dans son domaine. Bref, si nous devions prendre une métaphore, Marseille serait à l'infectiologie ce que Barcelone, le Real Madrid ou Liverpool sont au foot.

Depuis la confirmation qu'elle a obtenue quant à l'efficacité de la combinaison hydroxychloroquine + azithromycine contre le coronavirus 2, l'IHU de Marseille en préconise la prescription généralisée pour toutes les personnes infectées. Avec deux arguments massue. Outre le fait, comme je l'ai indiquer plus haut, que le traitement éteint la charge virale en 6 jours (au lieu de 20 jours sans traitement), il permet d'éviter que certaines personnes infectées développent des complications.

Le traitement est facile à mettre en œuvre, bien toléré, il peut être dispensé aisément par les médecins de ville et il est modique.

L'Hexagone devrait donc être fier d'avoir à domicile une des meilleures équipes au monde ! Mais ce serait mal connaître la France et l'*industrie* de la maladie – j'emploie ce mot volontairement car il correspond plus à la réalité.

NOS REPRÉSENTATIONS SOCIALES

La propagande travaille le plus simplement du monde, par répétition invariable d'informations fausses, qui finissent toutefois par coloniser les esprits. Le martèlement crée un effet de familiarité avec l'idée propagée qui conduit à l'adopter sans même s'en rendre compte.

Il s'agit d'un phénomène que j'ai appris à connaître et sur lequel j'ai travaillé de longue date (depuis 1995 précisément) dans le domaine communautaire à travers ce qu'on appelle les « représentations sociales ». Par exemple, on a longtemps considéré (et bien des gens le pensent encore) que les personnes toxicodépendantes sont par définition paresseuses, menteuses et irresponsables, incapables de respecter le moindre engagement. Même les professionnels qui travaillent avec cette population sont susceptibles d'adopter, plus ou moins consciemment, des stéréotypes qui non seulement constituent des généralisations abusives, mais entraînent inévitablement des contre-attitudes discriminatoires.

Or, contrairement à ce que l'on croit, il faut être extrêmement solide, résilient et bourré de ressources (ténacité, habileté, débrouillardise, connaissance de la rue et de ses codes) pour être toxicomane ! Si la possibilité de consommer (pour échapper au manque) en dépend, il est évident que le toxicomane pourra mentir ou chercher à manipuler. Autrement, non ! Les professionnels de l'aide et des soins comme les policiers les décrivent systématiquement comme des gens polis, respectueux, bienveillants et au fond attachants. S'engager à ne pas consommer sera pour eux une promesse la plupart du temps impossible à tenir. Mais des expériences probantes ont montré que des foyers pour personnes toxicodépendantes pouvaient être en grande partie autogérés si la chose était bien pensée et définie.

Les représentations sociales ne sont pas systématiquement fausses ou délirantes. Elles peuvent avoir un fond de vérité, mais qu'il faut savoir comprendre et contextualiser. Les meilleurs outils pour aider à déconstruire les stéréotypes et la stigmatisation ? Tout d'abord, apprendre à connaître les personnes concernées, comprendre d'où viennent leur liberté ou leur absence de liberté. Ensuite : avoir recours au pouvoir des métaphores pour enrichir les représentations de son interlocuteur.

Le cerveau humain est conçu, façonné depuis la nuit des temps pour catégoriser les situations et les événements, ce qui nous aide à naviguer dans la vie sans dépenser trop d'énergie à nous demander ce qui est quoi. Nous classifions les gens et les événements pour nous simplifier les choses, avec le risque de mal catégoriser ou d'attribuer un stéréotype erroné ou injuste. Lorsque nous passons par le langage narratif ou imagé, plutôt que le discours analytique et explicatif, nous stimulons les meilleures ressources de notre cerveau et de notre intelligence en générant du nouveau. On dit qu'une image vaut mille mots. Et les mots imagés valent eux-mêmes mille mots analytiques.

Le slogan « Parce que je le vaux bien » est infiniment plus puissant que la description de la composition et des qualités supposées du shampooing dont il fait la publicité. Le neuromarketing, une nouvelle discipline enseignée dans les écoles de commerce et management, cherche à comprendre par l'imagerie cérébrale comment nous réagissons à différents stimuli de marques et de produits[2].

À ce moment de l'épidémie, le blocage, absurde à mes yeux, que Raoult continuait à subir en dépit de ses connaissances, de ses crédits, de ses compétences et de son expérience n'en finissait pas de m'estomaquer et de me navrer. J'ai jusque-là sollicité des métaphores, notamment sportives (meilleurs clubs ou joueurs au monde). Même ici, pour une pandémie que l'on compare, avec une dramatisation préoccupante, aux terribles épidémies du passé (dont la peste), je pense qu'user de métaphores familières permet d'illustrer le dilemme ou la situation par des images pertinentes, qui nous ouvrent l'esprit.

La base de la pédagogie, c'est la répétition ! Répéter les mêmes idées mais autrement, à l'aide d'autres métaphores, afin d'expliquer que les débats méthodologiques ne sont pas posés selon les bons termes par les détracteurs de Raoult : voilà ce qui est encore pour moi, à ce moment-là, une motivation et même une priorité. Je cherche en fait encore un peu désespérément un antidote à la propagande. Tout en sachant que du fait de l'intensité de celle-ci, il n'y en a en fait probablement pas.

J'enfonce donc le clou en affirmant que la position du gouvernement français relative au traitement préconisé par l'IHU Méditerranée Infection face au Covid est en train de prendre les traits d'un scandale sanitaire, les atermoiements

2. https://books.google.ch/books?id=pJatDwAAQBAJ&pg=PA132&lpg=PA132&dq=neuromarketing+intartaglia&source=bl&ots=QmuCWHS1_T&sig=ACfU3U3cOyhT0pSp4KHvFpCpHlyLF3LWJA&hl=en&sa=X&ved=2ahUKEwjShrWaw6jpAhWNyKYKHVIfDaUQ6AEwBXoECAoQAQ#v=onepage&q=neuromarketing%20intartaglia&f=false

des autorités s'accompagnant en effet d'un méticuleux travail de désinformation et de propagande qui laisse pantois.

« TOUTES LES GRANDES DÉFAITES SE RÉSUMENT EN DEUX MOTS : TROP TARD ! »

Le 25 mars, l'Association des médecins urgentistes de France (spécialité particulièrement exposée aux risques du Covid et qui lui a déjà payé un lourd tribut dans les pays les plus touchés) annonce la mort de l'un d'entre eux et lance un appel solennel :

« L'AMUF encourage les professionnels et le ministère de la Santé à utiliser les recommandations thérapeutiques et de stratégies de santé de l'équipe de l'APHM du Pr Raoult. Même si toutes les conditions modernes de validité d'étude ne sont pas remplies, l'urgence et le pragmatisme doivent nous inciter à évaluer le plus rapidement possible le traitement par hydroxychloroquine tout en le prescrivant pour sauver des malades. Aucune des thérapeutiques médicamenteuses permettant la progression des malades ne doit être exclue.

Par ailleurs, l'ensemble des industriels doivent fournir aux professionnels de santé et à l'ensemble des professions indispensables à la vie de la société des masques afin de se protéger pour pouvoir travailler. Le gouvernement doit s'engager à fournir le matériel de protection des soignants et à la répartition des ressources médicamenteuses. Il ne peut et ne doit y avoir de failles dans la crise sanitaire occasionnée par le virus.

Nous sommes très inquiets pour l'accès aux tests de dépistage du Covid-19. Ils doivent être généralisés à tous les patients et dans tous les hôpitaux. Il ne doit pas y avoir de ségrégation entre les hôpitaux universitaires et généraux. Tous les hôpitaux doivent pouvoir accueillir les malades et offrir le dépistage. »

Dans une tribune publiée sur *Mediapart*, Claude Escarguel, microbiologiste, ancien président du Syndicat national des pharmaciens gérants, Anne Hessel, docteure en médecine et en chimie, et Pierre Larrouturou, député européen, rapporteur général du budget 2021 de l'Union européenne, interpellent le gouvernement en rappelant que « toutes les grandes défaites se résument en deux mots : trop tard ! » « N'attendons pas qu'il soit trop tard pour agir », ajoutent-ils.

À ce stade des événements, je pense et redoute que le combat s'avère impitoyable. Disqualifier à tout prix Marseille et l'hydroxychloroquine semble devenu une urgence vitale pour les autorités. Ainsi qu'une singulière politique de la terre brûlée : toute confirmation de l'efficacité précoce du médicament viendrait en effet mettre en lumière dans son implacable crudité la responsabilité directe du gouvernement dans le fiasco sanitaire et et une proportion significative des morts dénombrées.

Je comprends que le but du gouvernement n'est pas de réaliser une évaluation honnête de l'association hydroxychlroquine-azithromycine pour traiter le Covid. Si c'était le cas, le protocole retenu n'aurait pas validé les principes d'une étude n'incluant que les cas graves, dont on connaît le résultat puisque au stade de la réanimation, le problème n'est plus au contrôle de la diffusion virale.

À ce propos, un éminent professeur de microbiologie de la région Rhône-Alpes m'adresse le message suivant :

« Bonjour Monsieur,

Je suis un microbiologiste affligé par le niveau de mauvaise foi de mes collègues férus de méthodologie. [...] Nous faisons tous ici le même constat sur nos collègues qui font de merveilleuses études randomisées pour monter que le nouvel antibiotique B au coût de traitement journalier à 300 euros est équivalent à l'antibiotique A au coût de traitement journalier à 10 euros (études de non-infériorité, ils ne cherchent même pas à démontrer que c'est meilleur).

Une simple remarque : nous avons tous constaté que pour les patients qui présentent des formes graves et qui finissent en réanimation, il n'y a plus grand-chose à faire que de la réanimation. La maladie évolue pour son propre compte, le virus n'est souvent même plus détectable. Et donc on se doute déjà du résultat de l'évaluation du traitement hydroxychloroquine-azythromycine dans ces formes-là qui sera probablement la seule évaluation qui sera faite dans l'essai officiel : pas ou peu de bénéfice.

Ce que Méditerranée Infection dit est différent : dépister tôt pour traiter tôt afin d'éviter cette évolution vers les formes sévères. Oups, j'avais oublié qu'on n'avait pas les moyens en France du dépistage de masse... D'où la position peut-être pas si innocente de notre gouvernement. »

On ne saurait mieux dire.

Le 15 avril, j'écris dans mon blog que la propagande et le matraquage que nous subissons atteignent un degré tel que je vois combien même des personnes capables de prendre du recul et de penser par elles-mêmes sont désorientées. Vous connaissez sans doute cette expérience qui montre qu'en répétant trois fois le même argument au cours d'une conversation, la probabilité qu'elle fasse son chemin (de manière presque subliminale) dans l'esprit de votre interlocuteur augmente de manière exponentielle[3]. Cela s'explique grâce aux neurosciences : chaque fois qu'une information est répétée, nous devons mobiliser moins de ressources cognitives et neuronales que précédemment pour la comprendre. Comme l'explique Lisa Fazio, professeure de psychologie à l'université Vanderbilt aux États-Unis, « cette facilité de traitement [de l'information répétée] lui donne *le poids d'une intuition*[4] ». On imagine bien la puissance de l'impact quand la répétition est faite des dizaines et des centaines de fois, jour après jour…

HEUREUSEMENT, LE VIRUS N'A PAS D'AILES

Alors, pour contrebalancer cette propagande composée pour l'essentiel de pseudoscience, voici quelques passages choisis de ce qu'a écrit le Pr Peter Gotzsche le 24 mars sur son blog, sa première intervention sur l'épidémie de Covid-19. Le Pr Gotzsche… vous vous souvenez de lui ? L'expert des données médicales qui a démontré comment la majeure partie des chiffres produits par l'*evidence-based medicine* était l'équivalent de ce que le Canada Dry est à l'alcool, tout sauf « fondé sur la preuve ».

3. Fazio L. K., Brashier N. M., Payne B. K., et Marsh A. J., « *Knowledge Does Not Protect Against Illusory Truth* », *Journal of Experimental Psychology*, vol. 144, n° 5, 2015, p. 993-1002.

4. Latson J., « *Why Is It So Convincing To Repeat A Claim Again And Again — Even If It's Patently Untrue ?* », *Rice business wisdom*, 13 août 2018.

Avec cet humour vaguement désabusé de gentleman anglais (ou plutôt danois en l'occurrence), il apportait à la fois de l'air, de la hauteur et de la profondeur. Morceaux choisis : « Est-ce une mesure fondée sur des preuves que fermer écoles et universités, annuler vols et congrès, interdire les voyages, fermer les frontières et isoler les gens quand ils sont malades ? L'isolement et le respect d'une distance de deux mètres sont de bonnes mesures car le virus se disperse dans les gouttelettes et qu'il n'a pas d'ailes, comme le faisait remarquer un commentateur.

[...] Nous avons fermé nos frontières avec l'Allemagne et la Suède bien que nous ayons plus de cas qu'eux. Pourquoi, tant qu'on y est, ne pas fermer l'île de Fyn, au milieu du Danemark, ce qui est facile puisqu'il y a un pont à chaque extrémité qu'on pourrait faire garder par l'armée ? Où cela va-t-il s'arrêter ? La logique est la première victime dans l'histoire...

[...] Cette hystérie a quelques aspects positifs. Apprendre aux gens à bien se laver les mains et à ne pas tousser au visage d'autrui fera certainement baisser la mortalité due à la grippe et à d'autres virus. Mais les dommages sont colossaux pour les économies nationales et pour nous-mêmes. Des milliards de gens ont vu leur qualité de vie se détériorer et la mortalité d'autres causes augmente. Des entreprises font faillite en chaîne, ce qui entraîne des suicides, de même que le chômage entraîne des suicides et que les antidépresseurs augmentent eux aussi le chiffre des suicides. Des gens – même des enfants – qui avaient peur d'attraper le coronavirus ont été mis sous antidépresseurs, dont nous savons qu'ils doublent le nombre des suicides, pas seulement chez les enfants mais aussi chez les adultes. Les médecins cinglés peuvent être aussi dangereux que les politiques cinglés. »

7

SURTOUT NE PAS SE DÉJUGER

Jour après jour, j'ai observé les autorités françaises qui se sont enferrées dans une logique de mensonge compulsif. Au lieu de corriger les (nombreuses) erreurs de départ par de meilleures décisions, reposant sur les bonnes pratiques en cas d'épidémies, comme celles mises en œuvre avec succès en Allemagne, le gouvernement s'est enfoncé dans ce qui m'est bientôt apparu comme le mal contre lequel les philosophes de l'Antiquité mettaient déjà en garde, le *perseverare diabolicum*, abondamment documenté depuis par les neurosciences qui parlent de « biais de confirmation ».

La recherche montre en effet que nous sommes neurologiquement identifiés à nos idées et croyances, comme si elles constituaient une partie de notre corps. Réviser nos croyances ou renoncer à certaines est un processus douloureux qui active les zones cérébrales également impliquées dans la douleur physique. Un peu comme si on nous arrachait une partie de nous-mêmes[1].

---

1. Durand T. C., *Quand est-ce qu'on biaise ?*, Paris, humenSciences, 2019.

C'est pour cela que nous risquons constamment de repousser d'un revers de main des éléments de réalité qui jurent avec nos croyances et de sélectionner uniquement ceux qui confirment nos croyances. C'est ainsi qu'après un débat politique télévisé, les militants de chaque camp tendent à penser, parfois *de bonne foi*, que c'est leur champion qui l'a emporté, même s'il a fait piètre figure[2] !

Cette question est centrale à la démarche scientifique. Nos hypothèses de recherche peuvent bien refléter des biais ou des intuitions personnelles. L'étape suivante par contre est de tendre rigoureusement à l'objectivité. Ce qui est affreusement compliqué sur un plan psychoaffectif.

C'est ce phénomène, plus qu'aucun autre, qui se trouve à l'origine de la mauvaise qualité de la plupart des études. Les chercheurs ont tellement envie (consciemment ou pas) de trouver ce qu'ils cherchent qu'ils sont hautement susceptibles de biaiser de multiples manières leurs recherches.

La CIA a formalisé un ensemble de pratiques recommandables pour développer l'habitude de questionner nos biais et certitudes[3]. Le succès d'une opération de renseignement dépend de la capacité d'objectivité des analystes, qui peut être résumée en huit points :

- Acquérez une compétence à développer des points de vue alternatifs.
- Ne supposez pas que l'autre personne pensera ou agira comme vous.

2. https://www.scientificamerican.com/article/the-political-brain/

3. Heurer R. J., *Psychology of Intelligence Analysis*, Center for the study of intelligence, 1999.

- Pensez à l'envers. Au lieu de penser à ce qui pourrait arriver, placez-vous dans le futur et essayez d'expliquer comment une situation potentielle aurait pu se produire.
- Imaginez que la croyance que vous entretenez actuellement est fausse, puis élaborez un scénario pour expliquer comment cela pourrait être le cas et comment cela vous aurait échappé. Cela vous aidera à voir les limites de vos propres convictions.
- Testez les croyances de l'autre personne en jouant réellement son rôle. Cela vous permettra « en retour » de mettre en lumière les schémas habituels de vos propres croyances.
- Jouez le rôle de « l'avocat du diable » en adoptant le point de vue de la minorité. Cela vous aidera à voir comment d'autres hypothèses rendent le monde différent.
- Faites un brainstorming. Plus les idées sont nombreuses, plus elles sont de qualité – les premières qui viennent à l'esprit reflètent en effet de vieilles croyances tandis que les nouvelles idées vous aident à vous libérer des blocages émotionnels et des normes sociales.
- Interagissez avec des personnes d'origines et de croyances différentes.

Si nos services secrets ou militaires avaient, quel que soit le contexte, agi avec le même aveuglement cognitif manifesté par nos gouvernements face à la crise sanitaire du Covid, nous aurions inévitablement perdu toutes les guerres.

J'ai souvent observé l'état de dissociation dans lequel entrent gouvernants et dirigeants quand les éléments de réalité probants deviennent trop éloignés de leurs croyances habituelles. Ou qu'ils sont pris dans trop d'enjeux – ou de compromissions – contradictoires. Il y a alors quelque chose qui se suspend dans leur capacité à penser. Les éléments problématiques deviennent en quelque sorte *impensables* ou en tout cas *impensés*. C'est une des ressources déployées par le cerveau pour préserver l'équilibre psychique.

LA PRISE DE POUVOIR DES AUTORITÉS SANITAIRES

Nous avons assisté pendant la crise à une prise de pouvoir de la part des autorités sanitaires accompagnée d'une incapacité totale à se déjuger. Certes, la situation d'épidémie s'accompagne assez logiquement de l'attribution temporaire de pouvoirs accrus aux responsables des départements de la santé et des hôpitaux, mais ceux-ci ont conduit à des discours d'autorité. Et nous avons vu nos responsables politiques nous faire collectivement courir des risques inutiles, pour ne surtout pas avoir à se déjuger. Le 6 avril, confiné dans sa maison de Montpellier, le philosophe des sciences Edgar Morin écrivit : « Je regrette que certains besoins aient été niés, comme celui du port du masque, uniquement pour… masquer le fait qu'il n'y en avait pas ! On a dit aussi : les tests ne servent à rien, uniquement pour camoufler le fait qu'on n'en avait pas non plus. Il serait humain de reconnaître que des erreurs ont été commises et qu'on va les corriger. La responsabilité passe par la reconnaissance de ses erreurs. »

Le même Edgar Morin, qui dit encore au sujet des *experts* scientifiques chargés de conseiller les politiques : « Malheureusement, très peu de scientifiques ont lu Karl Popper, qui a établi qu'une théorie scientifique n'est telle que si elle est réfutable, Gaston Bachelard, qui a posé le problème de la complexité de la connaissance, ou encore Thomas Kuhn, qui a bien montré comment l'histoire des sciences est un processus discontinu. Trop de scientifiques ignorent l'apport de ces grands épistémologues et travaillent encore dans une optique dogmatique[4]. »

L'ART DÉCADENT DE LA POLÉMIQUE STÉRILISE

Chaque groupe humain (couple, famille, comité de voisins, équipe professionnelle ou conseil d'administration) le sait ou devrait le savoir : ce n'est pas à la manière de se flatter l'encolure que se révèle la qualité de sa dynamique relationnelle, mais dans ses manières d'être en désaccord. Vivre des différends, exprimer des besoins, des désirs ou des convictions qui peuvent être en contradiction ou s'opposer à ceux des autres est non seulement naturel ou inévitable (la Suisse, pays que je connais bien, on évite un peu maladivement le conflit et l'agressivité naturelle se pratique en sous-main, dans le non-dit).

La manière de vivre le désaccord signe la qualité relationnelle – dont les principaux paramètres sont précisément la liberté d'être soi-même sans être attaqué et le fait de pouvoir se montrer vulnérable.

En l'occurrence, tous les signaux étaient au rouge. La forme de rage qui préside aux rapports sociaux en France aujourd'hui a conduit à des polémiques virulentes et assassines avant même

4. Lecompte F., « Edgar Morin : "Nous devons vivre avec l'incertitude" », *CNRS Le journal*, 6 avril 2020.

que qui que ce soit ait commencé à parler. Les uns et les autres s'excommuniant, se vilipendant, se vouant aux gémonies et hurlant au loup plutôt que faire la seule chose que commandait une situation d'urgence : se rassembler, écouter tous les sons de cloche (ils étaient nombreux, en l'occurrence) et chercher à tirer à la même corde.

Avec l'épidémie, nous étions carrément en France dans une logique de sabotage. Un ministre préférera s'obstiner dans un mensonge flagrant au besoin jusqu'à la tombe plutôt que de reconnaître une erreur. Soyons clairs : aucune société ne peut produire de bien commun dans un climat et avec une mentalité aussi délétère. Le contraste avec la situation allemande vaut à cet égard toutes les explications de texte.

PENSEUR « NON CONFORME »

J'étais lucide quant au fait que dès lors que j'osais prendre position et descendre dans l'arène, j'allais me retrouver soumis au traitement de masse, à la fureur de certains sur les réseaux sociaux, ces formes de lynchage, ou à tout le moins d'attaques, et cette volonté de salir, qui sont régulièrement dénoncées par le grand avocat pénaliste Me Dupont-Moretti.

Je n'ai pas ménagé mes coups non plus dans l'urgence et la gravité de la situation. Et j'assume l'activisme que j'ai osé mettre en œuvre. Il m'a paru essentiel. J'ai souvent eu recours à l'humour (et même à l'ironie ou au sarcasme, qui sont des formes d'agressivité) pour souligner ce qui à mes yeux avait vocation à l'être. En m'abstenant le plus rigoureusement qu'il m'était possible de toute attaque *ad hominem*. Ce n'est pas

Untel ou Unetelle qui m'intéresse mais le système et sa dynamique propre.

J'en ai (un peu) pris pour mon grade, avec des commentaires qui insistaient notamment sur le « *nobody* » que j'étais. On m'a traité de prétentieux, d'opportuniste cherchant à se mettre en valeur en tirant profit d'une situation dramatique, on m'a affublé tour à tour des habits de procureur et d'esprit envoûté par le « gourou » Raoult. Je me suis vu traiter de complotiste (la dernière botte de ceux qui n'ont pas d'arguments), de penseur « non conforme », alors que je pratique l'anthropologie médicale à vrai dire de manière plutôt classique et que n'importe quel confrère ou consœur connaissant son domaine aurait pu en dire autant que moi. Au demeurant, il s'agit là d'un principe important, confirmé par les neurosciences : si nous voulons éviter de finir idiots (la recherche parle de « rigidité cognitive » – ce qui est la même chose), rien n'est plus utile que de nous pencher avec un réel intérêt sur les idées contraires aux nôtres.

Ce ne sont à vrai dire que des péripéties, et je remercie ceux qui m'ont fait ces procès d'intention : rien n'est plus essentiel que nous remettre en question et veiller à éviter certains travers.

Au demeurant, mon cas particulier importe peu. En revanche, la violence de ce dénigrement *a priori* de l'autre (parce qu'on est en désaccord avec ses analyses ou propositions, ou tout simplement pour sa personne) m'a – je le confie ici – impressionné.

« Vous n'êtes même pas un chercheur ! », cette phrase censément péjorative, on me l'a parfois envoyée au visage, comme « vous n'êtes pas un anthropologue de la santé ! »

alors que j'exerce ce métier depuis 25 ans avec un pedigree évidemment solide en la matière. « Étonnant, non ? » aurait dit Desproges...

Un anthropologue médical – c'est sans doute un peu difficile à comprendre pour certains – n'est effectivement pas un chercheur en sciences fondamentales ni un médecin, mais quelqu'un dont le métier est d'analyser la recherche et la pratique médicale pour en percevoir bien sûr la validité, mais aussi l'idéologie, les présupposés, les systèmes de croyances explicite et implicite.

Le sens de notre métier est de tenter de comprendre les représentations de la santé et de la maladie, les logiques thérapeutiques, les pratiques symboliques et sociales à l'œuvre dans les relations de soins au sein des groupes humains. Analyser comment les pratiques et les dispositifs découlent de visions du monde ainsi que de corpus de connaissances et de systèmes de croyances. Appréhender aussi les éléments soignants dans les rituels de soins et les relations interpersonnelles entre professionnels et patients. Bref, un métier absolument passionnant, qui nous invite à aller chercher « les causes au-delà des causes » et à mettre en lumière les non-dits et les éléments implicites dans le langage.

Albert Camus disait qu'il n'est pas d'autre bonheur dans la vie que l'adéquation profonde de qui nous sommes avec la vie que nous menons. De ce point de vue, j'ai conscience d'être privilégié : je fais partie de ceux qui ont la chance d'avoir un métier passionnant et qui n'en changeraient pour rien au monde. Voilà pour le bon côté de choses. Pour la face plus sombre, il est vrai qu'il n'est pas toujours facile d'avoir une profession méconnue et mal comprise. Ajoutez à cela le peu de débouchés, l'impossibilité de faire carrière hors du champ académique ou institutionnel (quand on n'en a pas l'appétence, comme moi), et puis cette très curieuse situation d'être écouté certes poliment mais toujours avec perplexité... En fait, d'user d'un langage dont les décideurs peinent à voir la pertinence et l'intérêt, surtout quand on met le doigt sur les choses qui font mal. Mais je ne me plains pas. Tout a un prix.

De toutes les manières, notre objectif en tant qu'anthropologues, en tant que scientifiques donc, n'est pas d'avoir raison (ce qui est plutôt l'obsession naturelle du politique ou du religieux) mais de poser les bonnes questions en formulant des hypothèses de recherche pertinentes. Une hypothèse qui se révèle fausse peut apporter autant d'enseignements que celle validée par l'expérimentation et même conduire à de nouvelles pistes que l'on n'aurait pas envisagées autrement.

Cela dit, à l'occasion de cette crise, particulièrement brutale, violente, déstabilisante, j'ai eu l'impression d'être une sentinelle qui, découvrant un départ de feu, sonne l'alerte et se heurte à l'incompréhension pas toujours bienveillante des autres : « Pourquoi nous fatigue-t-il avec sa lubie de vouloir nous faire croire que la maison est en feu ?! », « Quelle intention cachée a-t-il derrière la tête pour inventer des incendies qui n'existent pas ?! »

Un sentiment qui fut toutefois tempéré – on a le droit d'être sentimental – par les centaines et les centaines de messages reçus de personnes de tous horizons et qui, chacune, prit la peine de me remercier pour mon effort de produire des perspectives éclairantes et m'encouragèrent dans cette voie.

Cette connexion et même cette communion avec ce que j'appelle « cette grande tribu des personnes intègres et de bonne foi » qui, à défaut la plupart du temps d'être aux commandes, sont les vraies forces vives de notre société et constituent un réservoir d'humanité, aura très largement valu les quelques quolibets essuyés.

Seul (ou presque) contre tous, Didier Raoult s'entêtait également. Mais son obstination assez contre-productive au premier abord ne relevait pas, j'en eu l'intuition, d'un biais de confirmation, elle paraissait être d'une tout autre nature… Et je me mis à l'explorer.

8
À QUOI JOUE DIDIER RAOULT ?

J'étais intrigué : l'IHU Méditerranée Infection ayant publié plus qu'aucun autre centre en infectiologie de France au cours de la décennie écoulée, comment expliquer qu'ils aient fait le choix d'une méthodologie de recherche aussi instantanément polémique et donc critiquable ?

On peut raisonnablement supposer que le premier essai (dont les résultats ont été communiqués le 16 mars) ait été fait dans l'urgence et soit d'une qualité méthodologique moindre. Pourtant, le mail reçu d'un chercheur ayant travaillé pendant 20 ans pour un des plus grands laboratoires pharmaceutiques, attira mon attention.

« Dans sa 1ère publication sur 36 malades Covid19+ la baisse de la charge virale diminue de façon spectaculaire dans le groupe traité par rapport au groupe placebo (p<0.001) La robustesse statistique interdit dorénavant de donner du placebo aux malades du Covid19 chez qui on doit diminuer la charge virale (à moins qu'une autre molécule montre sa supériorité). Le Pr Raoult démontre que c'est au début des symptômes qu il faut administrer le traitement, car c'est cette charge virale qui est à l'origine des éventuelles complications très graves. Je ne comprends vraiment pas sur quels points on critique la méthodologie du Pr Raoult. Une grande étude randomisée contre placebo est stupide et fait dresser les cheveux de tous ceux qui ont encore une éthique. J'ai honte des autorités sanitaires de notre pays. »

Je me rendis compte que ce que nous avions tous pris pour acquis à force de l'avoir entendu (ces essais sont faibles méthodologiquement) était peut-être aussi un message fallacieux ? Si ce n'était le cas, comment comprendre l'entêtement du Pr Raoult à suivre sa voie, contre l'establishment scientifique et médical ? Je m'efforçai de trouver une réponse en mobilisant l'épistémologie médicale.

J'eus assez vite l'intuition qu'il y avait chez Didier Raoult aussi une logique de résistance. Une personne qui l'avait côtoyé me confirma à la fois qu'il venait d'une famille active dans la Résistance, mais aussi son intérêt pour l'humain, la philosophie, l'histoire et le psychisme. De toute évidence, pas un scientifique limité à l'horizon de ses statistiques ou de ses éprouvettes, tout en sachant évidemment « faire le job » comme disent les Québécois.

Didier Raoult est ainsi marié à une psychiatre, dont les parents étaient deux psychanalystes célèbres, Jacques et Anne Caïn, laquelle écrivit un livre sur le psychodrame Balint, une méthode thérapeutique alors novatrice, axée entre autres sur la reconfiguration de la relation entre patient et soignant.

L'arbre généalogique du côté de la lignée du professeur est aussi intéressant. Son père était un général et médecin nutritionniste en Afrique ayant inventé la superamine qui a nourri des millions d'enfants algériens à partir de produits locaux et rencontré à l'époque l'opposition violente de Nestlé ! Sa mère fut la fiancée de Montherlant, qui la prit pour inspiration dans *Les jeunes filles*, et son grand-père maternel un héros de la Résistance, chef de réseau de la première heure (dès septembre 1940). Sa mère posa elle-même des bombes pendant la guerre. Une femme décrite par tous comme hors du commun.

Je crois aux résonnances inconscientes. Ce que cet interlocuteur me révélait rejoignait le sentiment qui m'avait habité depuis le départ : le Pr Raoult n'était pas pris dans un coup d'ego le poussant à se mettre en avant. Au soir de sa vie professionnelle, avec un parcours exceptionnel derrière lui, il mettait son expérience et ses intuitions au service de la cause à laquelle il avait consacré sa vie : soigner des gens (des êtres humains et non des statistiques) face à des agents infectieux aussi divers que variés.

Et je commençais à comprendre que derrière des agissements et des manières de faire en partie contre-productifs, Didier Raoult avait sans aucun doute une conscience lucide et douloureuse de ce à quoi il se trouvait confronté.

MÉDECINE, ÉTHIQUE ET RÉSISTANCE

Le 29 mars j'évoquais donc cette hypothèse dans un billet intitulé : « À quoi jouent donc Marseille et le Pr Didier Raoult ?! », que je reproduis ici presque *in extenso* : « on peut gloser à l'infini sur l'orgueil et le narcissisme attribués à Didier Raoult. Je vois pour ma part dans ses attitudes et son choix dans les méthodes de communication quelque chose qui relève beaucoup plus de la résistance politique et de l'« agitprop », cet activisme militant élaboré pour mettre en échec les dictatures.

Ce serait évidemment une tasse de thé pour Marseille de livrer des résultats tout lisses et sertis dans des essais cliniques méthodologiquement irréprochables. Alors pourquoi ne le font-ils pas si c'est si simple ? Parce qu'ils ont à mes yeux adopté une *stratégie de rupture* comparable à la stratégie judiciaire de feu Me Vergès.

Raoult et ses équipes répondent depuis une posture médicale au sens premier du terme. La médecine n'est pas là pour faire de la théorie ou de savantes gesticulations, elle est là pour appliquer les meilleurs traitements disponibles et obtenir des résultats, qu'on sache les expliquer ou pas.

Les tenants des méthodologies, eux, ne se sentiraient rassurés qu'avec la mesure-étalon de toute recherche : l'essai randomisé en double aveugle. En donnant à deux groupes de patients la substance active pour la moitié d'entre eux et un placebo de l'autre, on peut en effet vérifier au mieux ce qui relève de quoi et ce qui doit effectivement être attribué à l'effet du remède.

Alors pourquoi ne pas le faire ? Parce qu'il faudrait envoyer une *fausse bouée* à la moitié des testés pour faire ensuite le décompte des noyés dans les deux groupes. C'est cela qui est en fait demandé par les puristes de la recherche, comme à travers le reproche de l'absence de groupe de contrôle dans les essais publiés par Marseille : ces gens-là voudraient qu'on mette de côté des patients sans les soigner pour évaluer sur eux les dommages éventuels et disposer de meilleures données. Les dégâts ou les morts éventuels étant bien sûr acceptés avec gratitude pour la science !

Raoult et ses équipes répondent donc en médecins : si cent personnes leur adressent des signaux de détresse à la mer, ils envoient cent bouées et traitent toutes les personnes infectées. Le succès des opérations lui-même justifiera *in fine* de la validité de la démarche.

Cette approche empirique et pragmatique relève de la médecine de guerre et de brousse, telle qu'on la pratique sans s'embarrasser des formalismes qui prévalent en temps normal ; il s'agit par ailleurs du seul moyen pour Marseille de se mettre en rupture de l'approche scientiste.

Les autorités recommandent de dépister uniquement les cas graves ? Marseille répond en médecin en dépistant tout le monde.

Les autorités recommandent de ne traiter que les personnes en état critique dans le cadre de prescriptions expérimentales ? Marseille répond en médecin en traitant toutes les personnes diagnostiquées positives.

Les autorités recommandent de ne pas se jeter sur un traitement qui n'a pas encore fait les preuves de son efficacité selon l'*evidence-based medecine* ? Marseille répond en médecin en rappelant que quelques-uns des meilleurs traitements dans l'histoire de la médecine ont été découverts par cette voie empirique.

Les autorités recommandent de s'abstenir de prescrire de l'hydroxychloroquine à cause de potentiels effets secondaires adverses ? Marseille répond en médecin en invitant les médecins de ville à appliquer le traitement avec les quelques précautions d'usage requises.

Les autorités entendent réserver le traitement aux structures hospitalières et pour les cas graves ? Marseille répond en médecin et en appelle au serment d'Hippocrate et à la liberté de prescrire de chaque médecin.

Le lecteur aura compris : Marseille joue la carte d'en appeler systématiquement aux fondamentaux de la médecine contre le scientisme dévoyé qui prévaut. Dynamique de résistance politique et sanitaire, dynamique à vrai dire gaullienne !

Les fâcheux s'étranglent, comme les Pr Karine Lacombe et Gilbert Deray, qui se désolaient sur les médias que la science se fasse désormais sur Facebook ou par l'appel de politiques plutôt que par les voies scientifiques habituelles. Propos d'autant plus douteux quand on sait qu'ils sont tous deux *sous liens d'intérêt personnel direct* avec la pharma Gilead, la mieux placée pour empocher un pactole (1 000 dollars par patient) avec son remdésivir à condition de déconsidérer au préalable l'hydroxychloroquine !

Comme d'ailleurs la grande majorité de leurs collègues. Que penser de l'intégrité d'un système dont les membres touchent presque tous des faveurs de la part des mêmes généreux donateurs ?! Qu'ils annoncent au moins ces liens d'intérêt avant de s'exprimer !

Bien sûr les données avancées par Marseille sont apparemment discutables. Mais voyez : sur le site de Méditerranée Infection figure désormais jour après jour le nombre de personnes testées Covid+, le nombre de personnes sous traitement avec l'association hydyroxychloroquine-azithromycine. Et le nombre de morts à J+3 après le début du traitement.

Cette simple numération fait apparaître la seule chose qui compte et la seule qui comptera *in fine* : dès le 29 mars, elle montre que, malgré l'augmentation régulière du nombre de cas, l'IHU de Marseille est le service hospitalier en France ayant le plus bas taux de mortalité du Covid+ – il s'arrêtera aux alentours des 0,5 %, avec une cohorte sans équivalent au monde en termes de nombre de patients et de qualité des données récoltées.

Ce taux de létalité relatif reste scientifiquement questionnable. Par contre, il est empiriquement indiscutable.

On doit donc relever un motif inattendu : avec sa stratégie scientifique de rupture, le Pr Raoult a, en fait, réussi à assurer le développement à grande échelle de son traitement à travers le monde, là où le risque était de le voir envoyé sur une voie de garage en attendant le résultat d'« essais » qui, à la mi-mai, n'avaient toujours rien donné. Entre-temps, les hôpitaux suisses et français se son mis à l'utiliser massivement, la plupart du temps en suivant l'indication recommandée par Marseille. De même que des régions entières comme le Latium ou l'État de New York. Des pays comme le Maroc, le Sénégal ou la Grèce firent même de l'hydroxychloroquine le médicament de premier recours contre le Covid. Bref, pour un fiaso, c'était plutôt réussi ! Et rien ne laisse penser qu'une voie classique avec études bien ficelées et publications bien normées, aurait abouti à un meilleur résultat sur le terrain, vu la foncière opposition des hautes autorités.

Le président Macrion, dans un « en même temps » dont il a le secret mais qui n'aide pas à la lisibilité de son action, rendit visite le 9 avril au Pr Raoult à Marseille où il le qualifia, devant la presse, de « grand scientifique ». Malgré cela, l'interdiction de fait de l'hydroxychloroquine ne fût pas levée.

Le texte dont vous venez de lire les grandes lignes me valut de faire l'ouverture d'un article de *L'obs*, qui me faisait apparaître comme l'un des principaux « soutiens hétéroclites » du grand infectiologue, aux côtés de Jean-Marie Bigard, Christian Estrosi, Éric Cantona…

SOIGNER OU FAIRE DES STATS ?

L'épidémie de Covid aura fait éclater au grand jour le clivage entre une approche empirique, clinique de la médecine, et une approche statistique. Le pire est que ces deux approches auraient vocation à se compléter et à collaborer en synergie. Mais cela demande une bonne éducation en épistémologie et une massive dose de réflexivité qui permet ce genre de questionnements : « Pourquoi sommes-nous convaincus de ce que nous croyons ? », « Si les tenants d'une approche méthodologique différente ou même opposée à la nôtre devaient finalement avoir raison, qu'est-ce qui pourrait expliquer que nous nous soyons trompés ? », « Suis-je attaché à mes convictions au point d'être incapable d'en changer si des données nouvelles le justifient ? »…

Au-delà du terrain épistémologique, c'est une certaine schizophrénie médicale qui s'est révélée avec la focalisation sur des *cas* plutôt que sur des *personnes*, le fétichisme de la variable biologique et du chiffre, sans doute en partie pour se rassurer face à l'angoisse, sentiment de domination et de toute-puissance des autorités politiques et sanitaires, et donc difficultés d'écoute. Un déficit qui est profond en médecine : on a ainsi pu établir que le temps d'écoute moyen d'un médecin face à son patient avant qu'il l'interrompe est… de 17 secondes[1].

1. Raymond M., *Le pouvoir de guérir*, Paris, humenSciences, 2020.

Comme le résumait puissamment le médecin genevois Paul Tournier, créateur dès les années 1940 du courant dit « de médecine de la personne » :

« Notre tâche est donc d'aider les médecins à sortir de leur prison scientifique. Cela ne veut pas dire qu'ils ne doivent plus être des hommes de science, mais il leur faut comprendre que la médecine n'est pas seulement de la science. Nous touchons là au problème du sens de la maladie. Je ne peux pas diagnostiquer objectivement un sens de la vie, un sens de la maladie. Le diagnostic médical est quelque chose d'objectif, de scientifique. Mais ce qui est du domaine du sens, c'est le malade lui-même qui peut le découvrir. Plus nos malades s'interrogent sur le sens de la maladie, plus il faut qu'ils puissent s'exprimer. Et non pas recevoir une réponse. Le médecin doit accomplir sa tâche d'homme de science qui sait ce que le malade ne sait pas, mais à une condition : il doit savoir qu'il y a aussi quelque chose que le malade sait et que lui ne sait pas ; que les problèmes que le malade remue dans son cœur pendant des nuits d'insomnie doublent pour ainsi dire sa souffrance. »

Certes, le mouvement a fait du chemin depuis, nous ne partons pas de zéro mais la route est encore longue. La médecine a tout intérêt à faire coexister son savoir et son pouvoir (la relation thérapeutique génère une inégalité objective) avec une horizontalité (*in Augenhöhe*, « à hauteur d'yeux », disent textuellement les Allemands) tenant à l'incertitude et à notre communauté de destins en tant qu'êtres humains. Ce que Tournier résumait ainsi :

« Nous ne pourrons jamais mesurer vraiment la souffrance d'autrui. Nous ne pouvons que la deviner. Ces phrases que l'on dit : « Ah ! je me mets à votre place ! » ce sont des bobards, bien souvent. Ceux qui souffrent savent bien que leur souffrance est incommunicable et que c'est escamoter le problème que de penser qu'on puisse se mettre à leur place. Une veuve inconsolable était venue chez moi. Je lui ai dit : « Ma foi, madame, je pense que tant que je n'ai pas perdu ma femme, je ne peux pas vraiment comprendre ce que c'est que le veuvage. » Elle a été stupéfaite et elle m'a dit : « Tous les autres ont voulu me consoler. Vous êtes le premier homme qui me dit la vérité. » »

Et Paul Tournier concluait, avec ces mots d'une fulgurante sagacité au regard des crises sociétales récentes jusqu'à cette crise sanitaire du Covid-19 :

« Le vrai problème, au fond, c'est le mépris. "Ne me méprisez pas, prenez-moi au sérieux." C'est le fond de toutes les revendications. "Prenez-moi au sérieux, quand bien même je ne suis pas un universitaire, quand bien même je ne suis qu'un ouvrier, quand bien même je suis un Noir, quand même je suis un colonisé, quand même je suis une femme, quand même je suis un retraité, quand même je ne suis qu'un petit bambin. La revendication n'est pas d'égalité, mais de dignité, d'être pris au sérieux, d'être reconnu comme interlocuteur valable, non seulement dans une discussion mais dans un dialogue." »

Les médecins et soignants ont donc à réapprendre cela, pour le bien des patients mais tout autant pour leur propre santé émotionnelle et psychique qui, dans l'ensemble, ne va pas bien. Le nombre de burn out et le taux de pré-burn out au sein de cette profession sont alarmants[2]. Avec, une maltraitance des étudiants en médecine commençant avec une

2. Lecourt V., et Poletti R., *Le burnout des soignants*, Chêne-Bourg, RMS éditions, 2018.

violence préoccupante dès la première année[3]. Agnès Buzyn, quand elle était au ministère, l'a dénoncé, parlant de « gâchis humain » engendré par ce que vivent les étudiants en Paces (première année commune aux études de santé), une réalité mise en images par le film *Première année*, qui décrit fidèlement l'absurdité du concours, la concurrence acharnée et la pression psychologique.

Tous ces phénomènes sont les conséquences directes de la déshumanisation de l'art et de la pratique médicales sous le coup de l'hypertechnicisation et du réductionnisme dont la sacralisation de la démarche *evidence-based* pour toutes les disciplines, et à l'exclusion de toute autre, fait partie.

3. Dr Marra D., « Rapport sur la qualité de vie des étudiants en santé » : https://cache.media.enseignementsup-recherche.gouv.fr/file/Sante/04/8/Rapport_Dr_Marra_-_Qualite_de_vie_des_etudiants_en_sante_926048.pdf ; Maes A., « Des étudiants racontent l'enfer de la 1ère année de médecine : une « boucherie » », BFMTV, 12 septembre 2018.

9

COMMENT J'AI RÉUSSI À ME SOIGNER AVEC DE L'HYDROXY-CHLOROQUINE

Je l'ai évoqué au début de ce livre, je me suis retrouvé malade et strictement confiné depuis le 15 mars. Il s'avéra que c'était le Covid lui-même. J'hésitai longuement à partager publiquement mon expérience, avant de me décider à franchir le pas. Après tout, une connaissance intime du Covid par un anthropologue médical offrait, en plus des éclairages bibliographiques et analytiques, la possibilité d'une exploration privilégiée du vécu d'un malade face aux dispositifs sanitaires et sociaux prévus.

Le 4 avril, je franchis le pas et fis mon « Covid coming-out » !

Passant d'une lecture médicale et de santé publique de l'intérêt de la prescription du traitement marseillais au récit personnel de mon expérience. Un récit évidemment non dépourvu d'affects puisque je vivais depuis plus de deux semaines une singulière aventure personnelle en étant moi-même touché par le Covid. La méthodologie de connaissance de l'anthropologie est, je l'ai dit, l'observation participante : nous explorons d'autant mieux une réalité culturelle ou sociale que nous la vivons au moins en partie. Là, c'était plus qu'en partie, et donc diablement intéressant.

J'ai longtemps hésité à en parler, pour deux raisons : la première est que je n'aime pas beaucoup la *personnalisation* des questions sanitaires. Ma petite personne n'est évidemment pas intéressante. Par contre, si mon vécu peut illustrer ou faire comprendre une réalité particulière, cela peut parfois rendre légitime une exception à cette pudeur.

L'autre raison est que l'anecdotique (ce que vit une personne en particulier) n'a pas forcément de pertinence en matière de santé publique. On entendait par exemple nombre de cas – évidemment tragiques – de personnes jeunes décédées du Covid. Il ne s'agit pas de contester la réalité de tels drames, ni de manquer d'empathie pour les familles si terriblement endeuillées. Il n'en reste pas moins que les décès de personnes jeunes sont très rares, et encore davantage chez ceux ne souffrant pas d'autres maladies préexistantes. La létalité est de 0,08 % en-dessous de 50 ans, de 0,03 % en-dessous de 40 ans, de 0,01 % au-dessous de 30 ans et inférieure à 0,001 % (1 :100 000) chez les moins de 20 ans, selon les chiffres publiés par l'Institut Pasteur le 20 avril[1]. Autant il

1. https://hal-pasteur.archives-ouvertes.fr/pasteur-02548181/document Le nombre de personnes infectées reste assuréement bien supérieur à ceux retenus pour cette étude.

convient de relever l'existence de telles exceptions, autant il importe de rappeler qu'elles sont, Dieu merci, fort rares.

Je suis trop bien placé donc pour savoir qu'une expérience personnelle, aussi convaincante soit-elle, n'a pas de valeur universelle dès lors qu'il s'agit de rétablissement, un processus toujours circonstanciel et singulier. Ce qui pourrait donner une confirmation, ce seraient le cas échéant des données consolidées – en ce qui concerne le protocole de traitement de Marseille, cette consolidation apparaissait déjà solidement probante avec un peu de sagacité épistémique.

À ce stade donc, et après avoir activement milité pour le droit de prescrire des médecins généralistes, je pouvais sereinement partager mon expérience.

J'ai donc contracté le Sars-CoV-2 dans la semaine du 9 au 13 mars. Quand exactement ? Je serais bien embarrassé de le dire. J'avais adopté (comme les membres de ma famille et mes collègues) les bonnes pratiques de distanciation sociale et je n'ai donc ni fait la bise ni serré la main à qui que ce soit ces jours-là. Le samedi 14, j'ai toutefois commencé à avoir des frissons de fièvre doublés d'un fort mal de tête.

Dès le 15 mars, je me suis volontairement confiné dans une chambre de mon appartement, interagissant désormais à distance d'avec mes proches. J'ai pris contact par téléphone avec mon médecin traitant, qui m'a conseillé le repos et la prise éventuelle d'un fébrifuge.

Le 18 mars, mon médecin m'informe que le centre médical où il travaille dispose de quelques tests de dépistage du Covid et il me suggère de passer me faire tester. Je débarque donc au milieu d'assistantes médicales masquées qui me font me laver les mains à plusieurs reprises en me tendant un masque à placer sur mon visage.

Je vois mon médecin arriver avec une panoplie qui le fait ressembler à un décontamineur nucléaire. Il m'enfonce une tige dans les sinus avant de la sceller dans une éprouvette. Nous échangeons un peu au sujet des recherches de Méditerranée Infection avec l'hydroxychloroquine, que je suis de près et dont il a également entendu parler.

Le même jour je me lance dans la rédaction de mon texte « Covid-19 : fin de partie ?! » Je suis si motivé que je rédige ce long texte en une seule nuit, avec plus de 39 °C de fièvre. Les stratégies de vitalité cérébrale et de performance cognitive que j'ai mises au point avec mes collègues de l'Institut BrainFit[2] font une nouvelle fois leurs preuves et je connais évidemment mon sujet. En quelques heures, le texte est finalisé.

Mon médecin m'appelle le lendemain, jeudi 19 mars, pour confirmer le diagnostic : je suis bel et bien Covid +. Nous discutons un long moment et je partage avec lui ma conviction que, jusqu'à preuve du contraire, l'infection étant bénigne pour l'immense majorité des gens, je ne redoute pas de risque particulier me concernant (je suis dans l'ensemble en bonne santé). À quoi j'ajoute que j'aimerais toutefois avoir l'assurance en cas d'aggravation de pouvoir disposer du protocole de traitement mis au point à Marseille. Nous n'abordons pas encore la question du Plaquénil, mais mon médecin accepte de me prescrire de l'azithromycine en réserve, cet antibiotique doté par ailleurs d'une action antivirale inclus dans le protocole marseillais.

2. https://brainfitinstitute.com

Je poursuis mon bonhomme de chemin, toujours avec de la fièvre et des maux de tête, en restant actif dans la production de différents articles pour couvrir la gabegie sanitaire en cours. Je reçois des centaines de mails en réaction à mes écrits, presque tous positifs et pleins d'un encouragement qui me fait du bien.

Je suis aussi en contact avec une connaissance à l'hôpital, un médecin travaillant aux urgences. Il suit de manière critique mes analyses et propositions, attirant mon attention sur ce qu'il vit avec ses collègues jour après jour. Il me pose aussi des questions sur mon état, ce qui me touche – un médecin reste toujours un médecin et j'aime leur sollicitude envers les autres. Il m'indique notamment de surveiller ma respiration, m'invitant à faire quarante pas dans mon appartement (en fait je vis dans une seule pièce !) et de vérifier si cela m'essouffle.

Mardi 24 mars, les choses se péjorent : j'en suis à mon dixième jour de Covid, et je sens en effet une gêne respiratoire apparaître. J'ai suffisamment potassé la littérature médicale disponible sur la maladie pour savoir qu'une telle aggravation n'est pas vraiment bon signe. Il s'agit en effet d'un seuil reconnu et, si les choses se dégradent à partir de là, cela peut aller très vite dans la mauvaise direction.

Je rappelle mon médecin et lui fais part de ma préoccupation. Je partage avec lui mon sentiment que ce début d'aggravation nous donne une fenêtre de tir de quarante-huit heures pour débuter le traitement hydroxychloroquine-azithromycine. Mais que si nous laissons passer cette chance, je risque de me trouver pris dans le toboggan conduisant aux soins intensifs sans moyen d'agir.

Je redoute évidemment qu'en dépit de la solidité de mes arguments et de son intégrité en tant que médecin, il n'ose pas franchir le pas de me prescrire un traitement « hors indications habituelles » et qui continue à être l'objet de beaucoup de dénigrement et de méfiance de la part des autorités sanitaires.

« J'ai conscience de vous mettre la pression, lui dis-je, et je m'en excuse. Mais je suis aussi convaincu qu'il est possible de l'être de ce que j'avance et je vous demande d'accepter de m'accompagner sur ce chemin. » Il veut m'envoyer faire un scanner des poumons, ce qui est entre-temps devenu compliqué puisque seuls les HUG (Hôpitaux universitaires de Genève) pratiquent encore cet examen pour les patients Covid+.

Je lui demande un acte de foi de plus : « Si je vais aux HUG, je vais être pris dans la filière de soins alors que le traitement que je vous demande a pour fonction de curer la charge virale d'une manière qui prévienne le développement de tout problème. Que j'aie déjà des microlésions pulmonaires ou non, le traitement en prendra soin. » À mon grand soulagement, mon médecin répond à ma demande. Nous passons en revue ensemble les points à vérifier (interactions médicamenteuses, absence d'antécédents cardiaques personnels et familiaux) et il me délivre la précieuse prescription pour l'hydroxychloroquine (Plaquénil).

J'en suis tellement soulagé et si positivement admiratif de mon médecin ! Il a ce mélange d'humilité et de compétence qui fait les plus grands. Un homme qui par ailleurs depuis trente ans assure pendant deux demi-journées par semaine une permanence médicale de quartier, accueillant le tout-venant pour ces consultations qui constituent le cœur authentique de la médecine. Son courage, son audace et sa prise de responsabilité à enjamber la ligne au moment où je sens en avoir besoin me réconfortent et m'emplissent de gratitude.

J'appelle la pharmacie pour vérifier qu'ils ont bien reçu la prescription de mon médecin et voir comment organiser la livraison. « Ah, mais nous ne pouvons plus délivrer ce médicament, monsieur, il est placé sous réserve hospitalière ! » m'entends-je répondre au téléphone. J'invoque évidemment le serment d'Hippocrate et le côté scandaleux de cette prohibition, rien n'y fait.

Aucune pharmacie en Suisse n'a plus le droit d'honorer la prescription de mon médecin. Qui vise à me mettre à l'abri de toute mauvaise surprise au moment où, infecté par le Covid depuis dix jours, ma respiration se péjore ! Message des autorités : « Déclinez en paix si tel est votre destin et on vous emportera toutes sirènes hurlantes vers un lit de misère où nous vous intuberons si vous en avez besoin. Mais vous protéger avec un traitement prescrit par votre médecin, vous n'y pensez pas, nous vous l'interdisons ! »

Techniquement, les autorités se réfugient derrière la nécessité de bien gérer les stocks et d'assurer l'approvisionnement des malades qui ont déjà besoin de ce médicament. Nobles motifs, masquant mal cette autre réalité concomitante : les autorités refusent l'offre des pharmas de produire rapidement des montagnes de Plaquénil. Et en réservent l'usage à l'hôpital, le prescrivant uniquement pour les cas les plus graves, c'est-à-dire lorsqu'il est trop tard selon Méditerranée Infection pour obtenir l'effet bénéfique du traitement. Comment dit-on « débile » en français fédéral ?

Je résoudrai mon approvisionnement en Plaquénil en organisant vite et bien une transaction illégale, au bord d'un parking, au cours de laquelle mon épouse se vit remettre une précieuse boîte du précieux médicament. Passée de la main à la main, dans la clandestinité, comme une substance prohibée. Un remède peut être vital pour ma santé ! Une lectrice de mon blog me soufflera le qualificatif qui me manquait : c'est simplement sordide.

SOIGNÉ ET TRAITÉ

Je commence le traitement le 25 mars au soir. Les deux jours suivants, mon souffle continue de se raccourcir. Franchement, c'est assez flippant. Une longue expérience du travail psychocorporel et notamment d'exercices de souffle (le pranayama et l'apnée font partie des pratiques que j'ai explorées) me permettent de calmer l'anxiété et d'autoréguler ma saturation en oxygène sanguin.

La nuit du 27 est particulièrement pénible. Je tousse beaucoup, suis vite à court de souffle et commence à redouter d'avoir commencé mon traitement trop tard. Mon ami de l'hôpital prend des nouvelles puis m'invite à appeler l'ambulance pour un éventuel transfert. Je ne me sens pas en danger de détresse respiratoire aiguë mais n'exclus pas à ce stade d'avoir besoin d'une oxygénation accrue. L'ambulance arrive en bas de mon immeuble et je descends par mes propres moyens, avec un masque de protection sur le visage.

Je suis accueilli avec beaucoup d'humanité par deux ambulanciers-décontamineurs qui me filment par smartphone pendant qu'ils me posent des questions. Je l'apprendrai peu après, mon ami médecin de l'hôpital et une collègue m'observent pour m'évaluer. Le verdict tombe : pas besoin d'hospitalisation à ce stade, ils me suggèrent de rentrer chez moi. Ce que je fais au grand soulagement de ma femme et de ma fille, un peu inquiètes bien sûr à l'idée de me voir quitter le domicile sans date de retour prévue.

À partir de là, les choses s'améliorent rapidement. Le lendemain, l'essoufflement disparaît pour laisser place à une toux assez vive mais supportable. Qui disparaîtra ensuite également en vingt-quatre heures. Bref, trois jours plus tard, au sixième jour du traitement hydroxychloroquine-azithromycine, les symptômes disparaissent, je retrouve l'appétit ; me voilà hors d'affaire.

J'ai pu, aidé par un médecin exceptionnel et d'une complicité clandestine, obtenir le traitement dont je considérais en toute connaissance de cause avoir besoin. J'aurais pu me contenter d'obtenir ce traitement sans en parler. Mais ce privilège constituait à mes yeux une injustice de plus.

Jean-Maxence Granier, l'un des meilleurs sémiologues des médias francophones et directeur de la société parisienne Think-Out, a été atteint lui aussi du Covid, mais sans possibilité d'accéder au traitement de référence mis au point à l'IHU Méditerranée Infection. Le dimanche 5 avril, il écrit ceci dans son « journal de confinement » :

« La décision politique, c'est d'être capable de décider avec un niveau d'information limité et surtout de laisser les acteurs comme les médecins libres d'agir dans le cadre de leurs prérogatives. Sans la pression continue sur l'État depuis plusieurs semaines, il n'y aurait sans doute pas d'essais cliniques d'ampleur sur la chloroquine qui répond à une balance risques/bénéfices tout à fait raisonnable. Comme patient, si les choses avaient été plus loin, j'aurais fait exactement comme Jean-Dominique Michel. »

10
DÉMOCRATIE SANITAIRE OU DICTATURE SANITAIRE ?

« Nous sommes déjà confrontés à la face hideuse de la censure. » Le 24 mars, alors que la compagnie Twitter venait d'annoncer qu'elle restreindrait, à propos des articles sur le coronavirus, tout contenu « contraire aux recommandations autorisées sur la santé, qu'elles soient régionales ou globales », lequel se voyait alors stigmatisé par l'avertissement « potentiellement dangereux », le Pr Peter Gotzsche écrivait : « Quand un article honnête et informé sur un problème majeur de santé se trouve censuré au simple motif qu'il serait "contraire aux recommandations autorisées", nous n'avons pas seulement contracté un virus chinois. Nous avons aussi attrapé une censure de style chinois. Est-ce ce que nous voulons ? »

Et Gotzsche poursuivait en proposant une histoire à la Nasruddin – ce personnage de la tradition soufie, insolite et souvent surréaliste, mettant à nu par ses traits d'humour les faiblesses et scories de ses interlocuteurs –, l'histoire des tigres : « S'il s'avère que l'épidémie s'atténue d'ici peu, il y aura toute une liste de personnes qui voudront s'en attribuer le mérite. Et nous pouvons être sûrs que des mesures draconiennes seront à nouveau appliquées la prochaine fois. Alors n'oubliez pas cette histoire : "Pourquoi tu klaxonnes comme ça ?" "Pour éloigner les tigres." "Mais il n'y a pas de tigres ici." "Exactement ! Tu vois !"… »

Ce fut pour moi un des grands traumatismes professionnels de l'épidémie de Covid : découvrir qu'une dictature sanitaire pouvait insidieusement s'instaurer au détriment de la démocratie sanitaire et bien sûr de l'éthique.

UN SACRÉ SIGNAL D'ALARME

Deux options s'offrent donc à nous : soit nous finissons tous pucés et hypervaccinés pour être protégés de tout ou presque – jusqu'à 40 vaccins seraient envisageables pour chacun dès aujourd'hui, et ce nombre peut croître autant qu'on lui laisse le loisir*[1] ; soit nous évoluons vers une authentique démocratie sanitaire qui mette en réseau et en partage des compétences et des propositions diverses, susceptibles de répondre avec humanité et une saine économicité aux besoins

---

* Et je rappelle au passage que si certaines vaccinations sont utiles sans la moindre contestation possible, d'autres n'ont pas d'utilité avérée ou suffisante, et d'autres encore ont un profil bénéfice/risque défavorable, avec une médecine technique et des médicaments mis sur le marché à partir de recherches bidouillées.

1. Gøtzsche P. C., *Vaccines : truth, lies and controversy*, People's press, 2020.

de la population. Mettre à profit l'expertise sans ouvrir la porte à des abus de pouvoir passe par la combinaison de différents savoirs, notamment ceux issus de l'expérience, en l'occurrence des patients et de leurs proches, mais aussi celle du profane. Car l'ignorance peut faire apparaître et mieux comprendre certaines réalités. Une des belles expériences à ce sujet est celle qui eut lieu à partir de 2002 au CHU de Nantes[2]. Selon un modèle général développé au Danemark, un jury citoyen de seize personnes fut réuni, avec latitude de questionner à volonté les professionnels sur la raison et l'utilité de leurs pratiques et actions : « Pourquoi faites-vous cela ainsi ? Êtes-vous sûrs que ce soit le meilleur choix ? » Pour en donner juste un exemple, le jury posa cette question : « Pourquoi réveiller tous les patients à 6 h 45 chaque matin pour prendre leur température, même ceux pour qui effectuer cette mesure à ce moment-là n'a aucune utilité médicale ? » Après avoir ainsi pris acte d'une absurdité par habitude, le personnel soignant décida de laisser dormir les personnes concernées, ne réveillant que celles pour lesquelles la prise de température était médicalement indiquée.

La « démocratie sanitaire » ne se construira durablement qu'à la condition que les différents acteurs, impliqués ensemble, puissent à la fois habiter leur fonction au sein du système, mais aussi se décentrer de ce rôle. Et la bonne nouvelle c'est qu'une fois que l'on a expérimenté une démarche participative ou collaborative bien menée, on perd le goût

---

2. Chambaz F., *La participation des usagers à la définition de la politique d'un établissement : le jury-citoyen au C.H.U de Nantes*, mémoire de l'École nationale de la santé publique, décembre 2002.

des modes de management autoritaires et incohérents. Avec de nouvelles générations, semble-t-il, acquises à la cause de ne plus fonctionner avec d'anciens modèles passablement pathogènes…

PAS SEULEMENT UN PROBLÈME DE MOYENS

Prenez la question de la réduction du nombre de lits, particulièrement en soins intensifs. Elle est apparue, brûlante d'actualité, au cours de la crise. Elle m'a même valu un échange de mails avec l'économiste Thomas Piketty qui eut la bienveillance d'apprécier mes analyses. Il est vrai qu'on observe, en tout cas pour l'Europe, un alignement inversement proportionnel entre le taux de mortalité Covid et le nombre de lits en soins intensifs laissés par les coupes et les réductions au cours des deux décennies écoulées.

Pourtant, je pense que l'essentiel du problème (et sans pour autant nier celui-ci) se situe ailleurs que dans le manque de lits. L'hôpital est une invention récente, rappelons-le, remontant à une époque où les progrès de la médecine (restée longtemps une pseudoscience dont Molière et Jules Renard firent leur délices) donna envie de regrouper les malades en un même endroit pour les soigner. Nous pouvons douter aujourd'hui que ce soit, la plupart du temps, le meilleur choix. D'abord parce que les patients y sont extraterritorialisés dans un environnement appartenant à un autre monde et à d'autres logiques, pas toujours les plus salutogènes.

Une petite ville d'Angleterre dans le Somerset a vécu entre 2016 et 2017 une situation unique et apparemment miraculeuse. Alors que les admissions aux urgences dans les autres hôpitaux du comté ont augmenté de 29 % par rapport à 2013 et 2014, entraînant une hausse des coûts de 21 %, Frome (25 000 habitants) a vu les siennes diminuer de 17 % avec une réduction des coûts de 21 % pendant cette même période. Soit 5 % du budget total de la santé. Aucune autre intervention, nulle part, n'avait précédemment permis de réduire les admissions d'urgence. Que s'est-il passé ? D'abord Frome est un lieu remarquable, géré par un conseil municipal indépendant, célèbre pour son innovation démocratique. En 2013, Helen Kingston, une médecin généraliste de la région, a lancé le projet Compassionate. Lassée de devoir traiter des patients comme un ensemble de symptômes plutôt que comme des êtres humains, elle a eu recours au Health Connections Mendip, un programme qui met en relation chaque malade avec un *health connector*, littéralement un « médiateur de santé », qui cerne le besoin et apporte un soutien. Ce peut-être un problème d'endettement, de logement, ou de solitude. Et la solution proposée peut passer par l'intégration dans une chorale, un club de déjeuner, un groupe d'exercices physiques, un atelier d'écriture ou de fabrication d'objets. Il s'agit surtout de briser le cercle vicieux : la maladie réduit la capacité à se socialiser, ce qui entraîne l'isolement et aggrave la maladie[3].

Derrière ce succès, on trouve des données scientifiques robustes : il est ainsi établi, depuis plus de quarante ans, que traiter les facteurs de risque sociaux donne beaucoup plus de

---

3. Monbiot G., « *The town that's found a potent cure for illness – community* », *The Guardian*, 21 février 2018.

résultats, la plupart du temps, que traiter les facteurs biologiques[4]. En clair, comme le résume un article publié dans le *British Medical Journal*, les facteurs socio-économiques ont « un impact plus important sur la santé que les soins de santé eux-mêmes[5] ». Des facteurs qui relèvent donc de la politique de santé publique : diminuer la pauvreté et les discriminations, promouvoir l'accès à la santé, améliorer la formation dans le domaine de la santé, etc. Mais n'est-ce pas aussi, comme le remarque le Pr Hans Stalder de l'université de Genève, « la tâche de chaque médecin de se soucier des déterminants sociaux de ses patients et de les améliorer » ? C'est l'idée du *social prescribing*[6].

Concrètement comment expliquer un tel impact ? La raison pourrait tenir à des substances chimiques appelées cytokines[7] (également impliquées au premier plan dans les formes graves du Covid[8]) qui circulent comme des messa-

---

4. Marmot M. G., Rose G., Shipley M., et Hamilton P. J., « *Employment grade and coronary heart disease in British civil servants* », *Journal of Epidemiology and Community Health*, vol. 32, 1978, p. 244-249.

5. Drinkwater C., Wilman J., et Moffatt S., « *Social prescribing* », *British Medical Journal*, vol. 364, 2019.

6. Stalder H., « *Social prescribing* », *Bulletin des médecins suisses*, vol. 101, n° 5, janvier 2020, p. 156 ; Chatterjee H. J., Camic P. M., Lockyerb B., et Thomson L. J. M., « *Non-clinical community interventions of social prescribing schemes : a systematised review* », *Arts & Health*, vol. 10, 2018, p. 97-123.

7. Eisenberger N. I., Irwin M. R., *et al.*, « *In Sickness and in Health : The Co-Regulation of Inflammation and Social Behavior* », *Neuropsychopharmacology*, vol. 42, n° 1, janvier 2017, p. 242-253.

8. Sarzi-Puttini P., Galli M., *et al.*, « *COVID-19, cytokines and immunosuppression : what can we learn from severe acute respiratory syndrome ?* », *Clinical and Experimental Rheumatology*, vol. 38, n° 2, mars-avril 2020, p. 337-342.

gers dans le système immunitaire et provoquent des inflammations, modifiant globalement notre comportement et nous encourageant à restreindre le contact social. Selon les chercheurs, cela remonte à la préhistoire de notre espèce où la maladie nous rendait vulnérables aux attaques. On pense aujourd'hui que l'inflammation contribue à la dépression. Les personnes déprimées ont tendance à avoir des taux de cytokines plus élevés. Tout en nous éloignant du groupe, de la société, l'inflammation nous pousse à nous rapprocher des personnes que nous aimons. Les personnes qui vivent seules, qui n'ont pas de liens sociaux solides ou qui souffrent de stress social (comme le rejet) sont ainsi plus sujettes à l'inflammation.

Un travail de référence qui a passé en revue 148 études, impliquant 300 000 personnes, a découvert que celles cultivant des relations sociales fortes avaient « 50 % moins de risques de mourir sur la période moyenne de l'étude (7,5 ans) que celles ayant des relations faibles[9] ».

La question se pose donc : quel est le meilleur endroit pour se faire soigner lorsqu'on est malade ? Et l'on peut estimer que la moitié des patients hospitalisés à un moment donné, en résidentiel ou en ambulatoire, gagnerait à être ailleurs : soit chez eux (les hospitalisations à domicile montrent beaucoup d'avantages – y compris en psychiatrie aiguë[10] – tant

---

9. Holt-Lunstad J., Smith T. B., et Layton J. B., « *Social Relationships and Mortality Risk : A Meta-analytic Review* », *Plos Medicine*, vol. 7, n° 7, juillet 2010.

10. Mötteli S., Stulz N., *et al.*, « *Home Treatment for Acute Mental Healthcare : Who Benefits Most ?* », *Community Mental Health Journal*, avril 2020.

pour les soignants que les patients[11]) ; soit dans des structures intermédiaires médicalement équipées sans avoir besoin de services de soins intensifs ou de blocs opératoires. Soit dans les nouveaux modèles de soins de premier recours[12] que sont les réseaux de soins ou les maisons de santé[*]. Dans ces lieux travaillent des médecins, infirmiers, pharmaciens, pédiatres, gynécologues…, mais aussi des assistants en santé communautaire, pour assurer à la fois des suivis en ambulatoire et des soins à domicile, mais également des missions de santé publique : soins aux individus précarisés, programmes de dépistage… Ces nouvelles structures apportent ainsi une réponse innovante aux effets de la transition épidémiologique (vieillissement de la population, progression des maladies chroniques et dégénératives, etc.) ainsi qu'une redéfinition ô combien utile des finalités poursuivies.

Selon l'un des pionniers de telles structures en Suisse, le Dr Philippe Schaller, le modèle de gouvernance des maisons de santé est ainsi fondé sur l'autonomie des professionnels, sur des valeurs éthiques partagées et sur le désir et la passion d'agir le *plus* possible en faveur de sa population. Il préfigure

11. Cai S., Intrator O., *et al.*, « *Evaluation of the Cincinnati Veterans Affairs Medical Center Hospital-in-Home Program* », *Journal of the American Geriatrics Society*, vol. 66, n° 7, juillet 2018, p. 1392-1398.

12. https://www.gdk-cds.ch/fileadmin/docs/public/gdk/dokumentation/berichte/Nouveaux_modeles_de_soins_pour_la_medecine_de_premier_recours.pdf

* Ces modèles s'inspirent largement d'expériences réalisées dans d'autres pays : les HMO (Health Maintenance Organisation) et les ACO (Accountable Care Organisations) aux États-Unis, les réflexions anglo-saxonnes sur le système de soins intégrés et les ACS (Accountable Care Systems en Angleterre et en Nouvelle-Zélande, par exemple).

l'émergence d'un système de santé durable et communautaire en faveur d'une population dont il se sent redevable et responsable. Une approche plus locale, plus participative, plus simple pour construire des relations différentes d'un rapport dominant/dominé et marchand.

Ma conviction est que le manque de moyens, certes problématique dans nombre d'endroits, masque souvent un échec d'organisation. Attention, je ne plaide pas pour l'un de ces programmes dits de rationalisation réalisés à des seules fins d'économie et qui a généralement pour conséquence de faire flamber des coûts indirects, comme l'absentéisme et le turn over de troupes de plus en plus découragées et épuisées[13]. Mais l'hôpital a aussi pour lourde habitude de stériliser les initiatives, l'agilité et la créativité institutionnelle. La bureaucratie capte et colle les personnes devant des écrans à remplir des formulaires plutôt que d'être disponibles pour les malades et les collègues.

De nombreux modèles expérimentaux existent, des dispositifs plus légers et humains, plus satisfaisants et nourrissants pour tout le monde : soignants, patients et familles. Et puisque la santé concerne l'entier de l'existence, alors il tombe sous le sens qu'elle échappe en grande partie à la médecine et aux soins. Il faudrait donc mieux former les médecins aux déterminants de la santé, ainsi qu'aux processus de résilience et de rétablissement. En fait, nos blouses blanches actuelles sont des super-spécialistes de la maladie, au point de ne pas s'intéresser ni d'avoir beaucoup de connaissances quant à la santé.

---

13. Guedj L., et Julia V., « Hôpital public : « Les économies à court terme finissent par coûter cher à long terme » », *France Inter*, 14 février 2020.

Former les médecins à être des interlocuteurs relationnels et même existentiels, les outiller à comprendre ce qui constitue ou soutient la santé au sens large, leur apprendre à aider leurs patients face à leurs besoins de santé non par des conseils mais par du partage et du dialogue, voilà autant d'étapes naturelles qui permettront à la médecine d'évoluer dans une direction bonne pour tout le monde.

Au-delà toutefois de l'univers médical doivent continuer d'exister et de se développer les ressources communautaires en santé, et même je devrais dire *en bonne vie*. Imaginons par exemple des espaces accueillant des mères allaitantes et leurs nourrissons dans les quartiers, pour des moments réguliers de vivre-ensemble et de partage d'expériences, mais aussi où l'on puisse apprendre à se connaître et (forcément !) explorer en bonne compagnie nos différences[14]. Un tel espace (il en existe bien sûr) pouvant aussi donner une base de sollicitude active pour les situations à risque. Une des difficultés majeures de nos dispositifs sociosanitaires réside dans le contraste entre la difficulté à les mobiliser et la violence (souvent) des interventions une fois qu'elles sont décidées. Le domaine de la protection de l'enfance ou de la psychiatrie adulte en constituent des exemples hélas emblématiques.

Ce n'est pas de plus de surveillance dont nous avons besoin, mais de plus de sollicitude, celle de tout un chacun, pour son voisin, pour son *prochain* pourrait-on dire, le *prochain* étant celui qui m'est proche sans être un proche.

---

14. https://mouvementallaitement.org/ressources/quebec/

11

ET SI L'ON S'OCCUPAIT VRAIMENT DE NOTRE SANTÉ ?

Dès le 17 mars, les données en provenance d'Italie confirmèrent que ce virus était surtout dangereux pour les personnes souffrant de maladies chroniques[1]. 99 % des individus décédés souffraient d'une, deux, voire trois de ces affections que sont l'hypertension, le diabète, les troubles cardiovasculaires, le cancer, etc. J'écrivais alors : « Il faut oser le dire : ce n'est pas le virus qui tue, ce sont les maladies chroniques qui rendent une infection au Sars-CoV-2 potentiellement fatale à certains patients déjà lourdement touchés par ces maux de société[2]. »

---

1. « *Report sulle caratteristiche dei pazienti deceduti positivia COVID-19 in Italia* »,Institut Supérieur de Santé publique, Ministère italien de la Santé, 17 mars 2020.

2. Begley S., « *Lower death rate estimates for coronavirus, especially for non-elderly, provide glimmer of hope* », StatReports, 16 mars 2020.

Les quatre plus grands facteurs à l'origine des maladies chroniques, nous en avons déjà parlé[3] :

- la malbouffe : elle est aujourd'hui la championne des causes de maladies, toutes catégories confondues[4]. Pour bien appréhender la nature du problème, il faut savoir que 85 % de l'assortiment alimentaire courant, vendu en supermarché, tombe dans cette catégorie. Comme nous le savons tous aujourd'hui, manger « trop salé, trop gras, trop sucré », provoque un ensemble de réactions physiologiques défavorables dont des chocs glycémiques répétés, dont l'effet à long terme est rien de moins que dévastateur ;
- la pollution atmosphérique : elle fait 790 000 morts (et des millions de malades) en Europe chaque année ;
- la chimie toxique : plus de 100 000 substances dangereuses circulent dans l'environnement aussi bien que dans nos maisons, désormais plus polluées que le dehors[5] ;
- les médicaments et les traitements médicaux inutiles ou mal prescrits : la troisième cause de mortalité en Occident[6] !

---

3. Benziger C. P., Roth G. A., et Moran A. E., « *The Global Burden of Disease Study and the Preventable Burden of NCD* », *Global Heart*, vol. 11, n° 4, décembre 2016, p. 393-397.

4. Greger M., « *Food as Medicine* », TEDxSedona, 28 février 2018 ; Greger M., *Comment ne pas mourir, mieux manger peut vous sauver la vie*, Paris, Belfond, 2017.

5. Weschler C. J., et Carslaw N., « *Indoor Chemistry* », *Environmental Science & Technology*, vol. 52, n° 5, mars 2018, p. 2419-2428.

6. Makary M., et Daniel M., « *Medical error—the third leading cause of death in the US* », *BMJ*, vol 353, 2016 ; Bégaud B., et Costagliola, « Rapport sur la surveillance et la promotion du bon usage du médicament en France », Ministère des Solidarités et de la Santé, Paris, 2013.

- les pesticides : ils apparaissent impliqués dans une variété insensée de problèmes de santé comme les cancers, la maladie d'Alzheimer, la maladie de Parkinson, la sclérose latérale amyotrophique, l'asthme, la bronchite, la stérilité, les malformations congénitales, le trouble déficitaire de l'attention avec hyperactivité, l'autisme, le diabète et l'obésité[7]. Couplés aux particules fines, ils constitueraient la première cause d'explosion du nombre de cas d'autisme[8], et avec le sucre, de maladies dégénératives[9] ;
- Le stress au travail : une épidémie qui fragilise aujourd'hui la santé de près de la moitié des travailleurs sans qu'on ne s'en soucie sérieusement dans de nombreux pays – la France étant en avance en la matière[10] ;

---

7. Mostafalou S., et Abdollahi M., « *Pesticides : an update of human exposure and toxicity* », *Archives of Toxicology*, vol. 91, n° 2, février 2017, p. 549-599 ; Sabarwal A., Kumar K., et Singh R. P., « Hazardous effects of chemical pesticides on human health-Cancer and other associated disorders », *Environmental Toxicology and Pharmacology*, vol. 63, octobre 2018, p. 103-114.

8. Ye B. S., Leung A. O. W., et Wong M. H., « *The association of environmental toxicants and autism spectrum disorders in children* », *Environmental Pollution*, vol. 227, août 2017, p. 234-242.

9. Chen Z., et Zhong C., « *Decoding Alzheimer's disease from perturbed cerebral glucose metabolism : implications for diagnostic and therapeutic strategies* », *Progress in Neurobiology*, vol. 108, septembre 2013, p. 21-43 ; Eid A., Mhatre I., et Richardson J. R., « *Gene-environment interactions in Alzheimer's disease : A potential path to precision medicine* », *Pharmacology & Therapeutics*, vol. 199, juillet 2019, p. 173-187.

10. « Les chiffres inquiétants du stress au travail », *Le Point*, 27 novembre 2017 ; Michel J.-D., « Absentéisme dans les institutions publiques : please do something ! », Les Blogs, Tribune de Genève, 14 novembre 2017.

- La sédentarité : Nous sommes faits pour bouger souvent, en particulier dans les étirements naturels du corps passant des positions debout, accroupies ou assises au sol à allongée. Rester assis pendant plus de six heures par jour (faites l'évaluation pour vous-mêmes) a été décrit comme un « nouveau tabagisme » tellement son impact est mauvais pour la santé[11].

Faire baisser rapidement les coûts de la santé ? Ce serait à vrai dire assez simple, par exemple :

- en taxant la malbouffe (produits transformés et/ou pollués) et en affectant le produit pour faire baisser le prix des aliments sains ;
- en interdisant les hydrocarbures générant des particules fines, les perturbateurs endocriniens, les poisons domestiques et les pesticides ;
- en remplaçant partout où cela est possible les traitements médicaux par des remèdes naturels ou des pratiques de santé montrant une efficacité comparable ;
- en menant des campagnes d'information sur les causes des maladies ;
- en formant les citoyens, les autorités, les employeurs, les employés et les médias aux stratégies de santé ainsi qu'aux bonnes pratiques managériales et sociales ;
- en développant des centres de ressources consacrés à l'amélioration de la santé de la population…

---

11. Lurati A. R., « *Health Issues and Injury Risks Associated With Prolonged Sitting and Sedentary Lifestyles* », *Workplace Health & Safety*, vol. 66, n° 6, juin 2018, p. 285-290.

Il serait littéralement possible selon moi de diminuer les coûts globaux *de la santé* de 40 à 60 % en cinq à dix ans. C'est épidémio-logique dès lors que 80 % de l'ensemble des maladies dont nous souffrons sont anthropogènes, c'est à dire générées par nos conditions de vie[12]. Elles seraient donc évitables avec des mesures adéquates de protection.

Si d'un point de vue sanitaire cela coule de source, la difficulté se pose bien sûr ailleurs. La vérité est qu'à peu près rien n'a été réellement fait au cours des décennies écoulées pour protéger la population contre ces facteurs de risque, malgré des dégâts sanitaires monstrueux. Et c'est cette population déjà atteinte dans sa santé qui a été le plus frappée par la pandémie de Covid-19.

Le vrai problème, c'est que nous avons donné licence aux grands complexes industriels (agroalimentaire, pétrochimie, transports, pharmas) de prospérer en inondant le marché de produits qui, pour beaucoup d'entre eux, endommagent ou détruisent la santé des gens. Au détriment donc du bien commun et de la santé de population.

Le constat est cinglant : les consortiums qui contrôlent aujourd'hui la production agricole, l'alimentation, la chimie, l'énergie, les transports, les médias, la publicité et

---

12. Les boucles de causalité n'étant pas définitivement établies, cette proportion fait certes encore débat. Nous en sommes actuellement en termes de données probantes à 50-60 % de la morbidité globale ; et à près de 80 % de la mortalité globale. À ce sujet : Bodai B. I., Wong W. T., *et al.*, « *Lifestyle Medicine : A Brief Review of Its Dramatic Impact on Health and Survival* », *The Permanente Journal*, vol. 22, 2018, p. 17-025 ; Ma, Jun, *et al.*, « *Precision Lifestyle Medicine* », *American Journal of Preventive Medicine*, vol. 50, n° 3, p. 395-397 ; Kushner R. F., et Sorensen K. W., « *Lifestyle medicine : the future of chronic disease management* », *Current Opinion in Endocrinology, Diabetes and Obesity*, vol. 20, n° 5, octobre 2013, p. 389-395.

les médicaments font le lit de nos cancers, nos infarctus, nos AVC, nos diabètes, nos Alzheimer, Parkinson, dépressions et autres scléroses en plaques.

Vous n'étiez pas au courant ?

En fait, nous n'avons pas de système de santé, mais une industrie de la maladie. Et pas seulement en Suisse, ou en France. Au niveau mondial, son chiffre d'affaires annuel est de 12 billions (soit 12 000 milliards) de dollars[13].

La médecine consacre aujourd'hui ses forces à soigner – à grands frais – des maladies largement évitables, se cantonnant à réparer (plus ou moins bien) les dommages. Le seul moyen possible pour faire baisser les « coûts de la maladie » serait qu'il y ait moins de traitements, donc moins de médecine, parce que plus de santé. Or, si la médecine est actuellement (assez) bonne pour traiter les maladies, elle reste dans l'ensemble très ignorante en matière de santé. Pour une raison simple : elle se concentre presque exclusivement sur la nosographie (la description et la classification des maladies) et la pathogenèse (l'étude des processus morbides), alors que l'étude des processus et conditions favorisant la santé (la salutogenèse) n'est quasiment pas enseignée aux médecins en devenir*.

Si ce modèle constitue, aux yeux des acteurs et des décideurs, une politique de santé digne de ce nom, nous pouvons

---

13. « *The $11.9 Trillion Global Healthcare Market : Key Opportunities & Strategies (2014-2022)* », businesswire.com, 25 juin 2019.

* Ainsi, pour le plus important facteur de risque global (l'alimentation) l'enseignement médical prévoit en tout et pour toute quelques heures de cours – truffées de données erronées – sur sept années d'études !

continuer à nous faire du souci pour notre santé comme pour nos portemonnaies.

MONEY MONEY MONEY

Nous sommes en vérité plongés, dans ce domaine comme dans d'autres, dans une crise systémique, avec un système de soins qui court à la faillite partout en Occident, les acteurs concernés ayant une inquiétante difficulté à penser et à agir.

Il est vrai qu'il existe une superposition d'intérêts socio-économiques, petits et grands, qui tirent profit, avec ou sans malice, du système actuel. L'économie de la maladie est un secteur juteux qui fournit du travail à une multitude d'acteurs allant des milieux modestes aux plus aisés en passant par toutes les strates de la classe moyenne.

Et comme on peine à mordre la main qui donne la pitance, cela favorise un immobilisme systémique, combiné à l'inquiétant épuisement des acteurs en question de plus en plus surchargés et sous pression. Mais aussi, et c'est plus grave, les dérives d'un système dont la priorité n'est pas, quoi qu'on en dise, le bien du patient. Comme dit plus haut, le domaine médical est actuellement plongé dans une profonde crise.

Manipulation des données et des normes, falsification massive de la recherche, invention de diagnostics pour pouvoir écouler de nouveaux médicaments, emprise d'intérêts privés sur les systèmes décisionnels publics, défaillances des autorités de surveillance et corruption systémique sont les tristes scories d'un business visant à rendre captifs, si possible de manière chronique, des pans entiers de la population[14].

Notre « système de santé » est en fait une économie de la maladie. Tout le système est agi et piloté au profit d'une industrie pharmaceutique dont l'influence, les marges et les bénéfices sont hors de toute mesure[15]. Les médecins, les facultés de médecine et les hôpitaux sont *de facto* sous la coupe de ces groupes qui dictent les usages et les pratiques, tiennent le marché, financent les congrès médicaux de par le monde et contrôlent tant la recherche que la presse spécialisée[16].

Ce qui n'exclut pas l'efficacité relative des traitements, mais focalise de manière problématique les ressources vers une médecine technique, s'occupant des dégâts, et tournée

---

14. *La corruption dans le secteur de la santé*, U4 ISSUE Anti-Corruption Resource Centre, 2009. Ce Centre est géré par le Michelsen Institute, fondation privée de recherche en sciences sociales située à Bergen, en Norvège, qui se consacre à l'étude de questions liées au développement et aux droits de l'Homme. Avec pour organismes partenaires : DFID (Royaume-Uni), Norad (Norvège), Sida (Suède), Gtz (Allemagne), Cida (Canada), Ministère hollandais des Affaires étrangères, BTC (Belgique) et AusAID (Australie). Le rapport, initialement publié en ligne, est le fruit des recherches menées par Carin Nordberg de l'organisation Transparency International, mises à jour en 2008 par Taryn Vian de l'université de Boston.

15. « Médecins du Monde en lutte contre les profits de l'industrie pharmaceutique », *Challenges*, 3 juillet 2017 ; Kempf A., « L'industrie pharmaceutique fait plus de bénéfices que l'industrie du luxe », *FranceInfo*, 15 mars 2016.

16. Thibert C., « L'enseignement médical sous influence en France », *Le figaro*, 10 janvier 2017 ; Sah S., et Fugh-Berman A., « *Physicians Under the Influence : Social Psychology and Industry Marketing Strategies* », *Journal of Law, Medicine and Ethics*, vol. 41, n° 3, 2013, p. 665-672 ; Angell M., « *Drug Companies & Doctors : A Story of Corruption* », *The New York Review of Books*, 15 janvier 2009.

de façon monomaniaque vers la chimie. Que les médicaments soient une ressource utile en santé, parfois nécessaires, est une évidence. Mais qu'ils en constituent la principale, sinon la seule, est un non-sens lourd de conséquences. Parce que les principaux déterminants du rétablissement et de la santé tiennent au mode de vie, ainsi qu'à des facteurs relationnels, sociaux et existentiels[17].

Les soignants, les indicateurs de santé le montrent, sont eux-mêmes en sérieuse souffrance[18], perdus au sein de ce système d'exploitation, largement confus quant aux ressources qui pourraient aider leurs patients. Lorsqu'on connaît l'importance de l'intégrité, des valeurs et du sens pour se sentir bien au travail[19], on ne peut qu'y voir un symptôme supplémentaire d'un mal systémique affectant des professionnels profondément dévoués et compétents. Mais désinformés.

IL FAUT BIEN MOURIR DE QUELQUE CHOSE ?

C'est ennuyeux : nos parlementaires, gouvernants et autorités de santé ne font pas le quart du huitième de ce qu'il faudrait faire pour protéger la population. Il faut bien mourir

---

17. Wilkinson R., et Marmot M., *Social Determinants of Health : The Solid Facts By WHO Healthy Cities Project*, WHO Europe, 2003.

18. Omélianenko I., « Un tabou : le suicide des médecins », France Culture, 20 juin 2016 ; Canoui P., Mauranges A., et Florentin A., *Le burn-out à l'hôpital : le syndrome d'épuisement professionnel des soignants*, Paris, Masson, 2008 ; Herchkovitch J., « Les psychiatres au bord du burn-out. Qui vont-ils consulter ? », *What's up doc ?*, 29 novembre 2017.

19. Michel J-D, « Santé globale et performance en entreprise », Genève, 2017.

de quelque chose, non ? Sans doute, mais peut-être pas pour alimenter la voracité de groupes minant au passage la démocratie avec des pratiques de corruption institutionnelle[20] inspirées de celles inventées par l'industrie du tabac[21].

La lenteur des dégâts ajoute une difficulté liée au décalage avec le temps politique. Imaginons que le terrorisme fasse 790 000 victimes par an en Europe : nous serions sur pied de guerre, avec des militaires à chaque coin de rue. 790 000 morts de rougeole ? Nous vaccinerions même les hérissons et les vers de terre ! 790 000 morts du Covid ? Nous resterions confinés, de bonne grâce, jusqu'à notre dernier jour ! Mais 790 000 citoyens mourant à petit feu, les poumons laminés dans une asphyxie silencieuse, ou le même nombre, empoisonnés par des traitements et des médicaments inutiles, qui ne devraient même pas être sur le marché[22]... En ce cas, rien n'est fait. « Vous exagérez, me dira-t-on, vous noircissez le tableau ! » Malheureusement, non.

Nous vivons ainsi, malgré les progrès de la médecine et la diminution importante de la violence interpersonnelle,

---

20. Edmond J. Safra Center for Ethics, « *The Economy of Influence Shaping American Public Health and the Environment* », Harvard University ; *idem*, « *Varieties of Corruption and the Architecture of Public Trust* » ; Cartier-Bresson J., *Corruption et gouvernance, un enjeu mondial majeur in En quête d'alternatives : L'état du monde 2018*, Paris, La Découverte, p. 76-84 ; Deneault A., « De quoi Total est-elle la somme ? Multinationales et perversion du droit », *Revue Projet*, vol. 358, n° 3, 2017, p. 90-91.

21. Ulucanlar S., Fooks G. J., et Gilmore A. B., « *The Policy Dystopia Model : An Interpretive Analysis of Tobacco Industry Political Activity* », *PLoS Medicine*, vol. 13, n° 9, septembre 2016, e1002125.

22. « Petit manuel de Pharmacovigilance et de Pharmacologie clinique », *Revue Prescrire*, 2e édition, 2017.

dans une société devenue toxique et pathogène. Avec une lourde charge de maladies chroniques, là où nous devrions être en excellente santé (vieillissement compris) avec un coût global des pratiques de soins raisonnables. Et cette augmentation des coûts de notre « système de santé » est subie par des contribuables-citoyens passant sagement à la caisse année après année et se faisant sermonner au passage sur combien leur santé coûte cher…

« RÉPAREZ-MOI, DOCTEUR ! »

Je n'ai été hospitalisé qu'une fois, pour une opération bénigne. À cette occasion, j'ai partagé ma chambre avec un homme, d'une dizaine d'années plus âgé, en surpoids, qui se retrouvait là avec de l'eau dans les poumons. Dans cette chambre exiguë, je l'entendis à mon corps défendant égrener au médecin venu lui rendre visite la litanie des malheurs de santé qu'il avait vécus au cours du temps. Bon sang ! Il avait à peu près tout eu : différents infarctus, un diabète de type 2, plusieurs opérations orthopédiques suite à des accidents, deux cancers traités avec succès et une suspicion de maladie autoimmune ainsi différents autres problèmes digestifs et urologiques ! L'infortuné mangeait mal, regardait la télévision en boucle toute la journée et n'avait qu'une envie : qu'on lui vide ses poumons le plus vite possible pour pouvoir retourner boire et manger avec ses copains. « Réparez-moi, docteur ! Faites-moi mon service des 60 000 kilomètres et n'en parlons plus ! » implora-t-il.

La santé, ce n'est pas cela. Et une politique de santé digne de ce nom ce n'est pas juste réparer, coûteusement, des dommages ! Nous avons urgemment besoin d'une autre approche de la santé, audacieuse, sagace et pertinente.

Il existe heureusement un autre modèle, émergent, qui considère la santé comme un équilibre personnel entre des facteurs de risque (personnels ou environnementaux) et des facteurs de protection (idem). Un équilibre instable, dynamique, dont l'équation est différente pour chacun, mais avec des universels dus à notre espèce et d'innombrables paramètres qui en font la richesse. On l'appelle le modèle bio-psycho-socio-existentiel[23]. Quatre registres qui, à la fois séparément et ensemble, sont susceptibles d'impacter notre santé. Le plus évident est d'ordre biologique, on pense aux effets de la malbouffe, de la pollution, du stress…

Dans la sphère psychologique, nous trouvons ce qui relève de la construction et la personnalité, de la sensibilité, de la manière d'être et des modes relationnels. On a ainsi pu corréler certains *types de personnalité* avec certaines maladies : les personnes tendues, réactives, promptes à la colère et disposant de peu de recul sur elles-mêmes (pour le dire à grands traits) sont plus à risque que d'autres de souffrir de tension artérielle élevée ou d'accidents cardiovasculaires[24]. Alors que des circonstances de vie et la manière dont elles sont vécues peuvent

---

23. Kusnanto H., Agustian D., et Hilmanto D., « *Biopsychosocial model of illnesses in primary care : A hermeneutic literature review* », *J Family Med Prim Care*, vol. 7, mai-juin 2018, p. 497-500. À l'origine le modèle se limitait à bio-psycho-social mais il est apparu indiqué d'ajouter une composante existentielle.

24. Steca P., Greco A., *et al.*, « *A Type A and Type D Combined Personality Typology in Essential Hypertension and Acute Coronary Syndrome Patients : Associations with Demographic, Psychological, Clinical, and Lifestyle Indicators* », *PloS One*, vol. 11, n° 9, 2016.

également prédisposer à différentes difficultés, comme le très littéral « syndrome du cœur brisé » pouvant faire suite à une rupture amoureuse[25].

Un autre registre est celui de la santé sociale, tout ce qui a trait à notre inscription dans la vie en société (statut, profession, caractéristiques socio-économiques, appartenances communautaires et civiques). Avec la précarité, la perte d'ancrages et l'accès à certaines ressources, tout peut se déliter très vite. La dégringolade sociale, en l'absence de dispositifs comme le revenu universel ou la garantie d'un logement digne pouvant être dramatique[26]. Le chômage a un lourd impact sur les perspectives, la qualité et même l'espérance de vie. L'inverse l'est parfois aussi : certains métiers, notamment ceux avec une pénibilité physique ou relationnelle, peuvent entraîner des conséquences dommageables pour la santé[27].

Enfin, la dimension existentielle, longtemps – et à tort – négligée. Une fois rescapé des camps de la mort, le psychanalyste Viktor Frankl reprit une pratique privée à Vienne. À

---

25. Potu K. C., Raizada A., Gedela M., et Stys A., « *Takotsubo Cardiomyopathy (Broken-Heart Syndrome) : A Short Review* », *SD Med*, vol. 69, n° 4, avril 2016, p. 169-171.

26. Nilsson S. F., Nordentoft M., et Hjorthoj C., « *Individual-Level Predictors for Becoming Homeless and Exiting Homelessness : a Systematic Review and Meta-analysis* », *Journal of Urban Health*, vol. 96, n° 5, octobre 2019, p. 741-750 ; Baxter A. J., Tweed E. J., Katikireddi S. V., et Thomson H., « Effects of Housing First approaches on health and well-being of adults who are homeless or at risk of homelessness : systematic review and meta-analysis of randomised controlled trials », *Journal of Epidemiology and Community Health*, vol. 73, n° 5, mai 2019, p. 379-387.

27. Luckhaupt S. E., Alterman T., Li J., et Calvert G. M., « *Job Characteristics Associated With Self-Rated Fair or Poor Health Among U.S. Workers* », *American Journal of Preventive Medicine*, vol. 53, n° 2, août 2017, p. 216-224.

force d'écouter et d'observer les gens qui venaient lui décrire leurs tourments, il comprit que la plupart des dépressions et troubles de l'humeur étaient moins causés par un lointain passé (comme Freud l'avait supposé) que par le présent insatisfaisant de leur vie.

La vie ne fait de cadeaux à personne et nous traversons tous parfois certaines circonstances qui nous éprouvent à la limite de nos forces. Mais elles peuvent être les plus puissants supports de croissance intérieure. Les neurosciences ont révélé un joli paradoxe : chercher à être heureux nous prédispose à ne pas l'être[28] ! Ce qui nous rend vraiment heureux, c'est de pouvoir employer et développer nos compétences au service d'une cause noble, en nous appuyant sur nos valeurs fondamentales, dans le cadre de relations de qualité[29]. Ce qui paraît assez normal, puisque toute l'évolution de notre espèce est marquée par la capacité à nous adapter à de nouveaux environnements, à trouver des solutions à des problèmes inédits, et à triompher de l'adversité malgré notre relative fragilité physique. C'est par l'usage et le développement de notre inventivité, et de nos ressources de collaboration interpersonnelle, que nous avons colonisé la Terre au point de mettre aujourd'hui ses équilibres en péril.

---

28. Michel J.-D., *Neuro-stratégies*, Paris, humenSciences, 2020.

29. Gruber A. J., et McDonald R. J., « *Context, emotion, and the strategic pursuit of goals : interactions among multiple brain systems controlling motivated behaviors* », *Frontiers in Behavioral Neuroscience*, vol. 221, n° 2, août 2012 ; BELL, Manning C., Cotter-Lockard D., *et al.*, « *Personal Inner Values – A Key to Effective Face-to-Face Business Communication* », *Journal of Executive Education*, vol. 11, n° 1, 2012, p. 37-65.

Aucun d'entre nous ne prospère intérieurement dans l'immobilisme ou une vie qui n'a pas de sens, parce que ses conditions sont absurdes ou trop limitées. Cette satisfaction existentielle est d'autant plus cruciale qu'elle constitue aussi une des ressources les plus utiles face à la maladie. La tendresse envers soi-même, l'aspiration à vivre une existence pleine et digne ainsi que la conviction d'être capable de grandir à travers les épreuves sont des facteurs de protection[30].

Vue sous cet angle, la santé n'est donc pas seulement l'absence de maladie[31]. Elle ne relève pas uniquement, loin de là, de la biomédecine, de la médecine mécanistique. Celle-ci sait, plus ou moins bien, selon les maladies et les moyens dont elle dispose, réparer les dégâts. C'est déjà bien. Mais insuffisant pour lui confier la responsabilité de notre santé au sens large.

Comme Françoise Dolto proposa avec sagacité que « tout est langage », nous pouvons aussi dire que « tout est santé », ou encore *sarva annam*[32], pour reprendre le principe des Hindous : « tout est nourriture ». Le logement dans lequel vous vivez est nourriture. Les nouvelles ou les émissions que vous regardez, votre travail, vos relations proches aussi. Votre façon d'habiter votre cerveau et votre corps, vos affects et vos pensées le sont également. Tout comme la manière dont vous êtes perçu, considéré et traité au sein de votre environnement.

---

30. Tsang J.-A., Carpenter T. P., Roberts J. A., Frisch M. B., et Carlisle R. D., « *Why are materialists less happy ?* », *Personality and Individual Differences*, vol. 64, juillet 2014, p. 62-66.

31. http://www.euro.who.int/__data/assets/pdf_file/0003/129675/Ottawa_Charter_F.pdf

32. Mandala P., et Mandala C., *Sarvam Annam : tout est nourriture*, Paris, Dervy, 2001.

Et comme nous le savons, certaines nourritures sont digestes et vitalisantes, d'autres moins. Mais une alimentation bonne pour la santé n'est pas forcément la même pour tout le monde : il est important de respecter la diversité des individus afin de ne pas dériver vers une normativité ou une morale sanitaire[33].

LA RÉVOLUTION COPERNICIENNE DU MICROBIOTE

Ce modèle se nourrit des grandes avancées dans le domaine médical, il en est deux dont on parle encore peu mais qui sont en train de révolutionner notre manière d'appréhender notre santé et même notre vision du monde.

Le premier est l'épigénétique, soit la manière dont notre mode de vie (relations, pensées, émotions, histoires de vie, habitudes) impacte notre corps en stimulant ou modérant l'expression de notre capital génétique. Celui-ci ne compterait qu'à hauteur de 15 % dans cette expression, le reste dépendant de cette partie modulable et sensible relevant de notre expérience de vie[34]. La recherche montre en particulier – belle confirmation de l'intuition qu'en avaient eu les psychanalystes – que l'histoire de vie de nos ascendants au cours des précédentes générations se pose, littéralement comme

33. Brunfaut S., « André Comte-Sponville : « J'aime mieux attraper le Covid-19 dans un pays libre qu'y échapper dans un État totalitaire » », *L'écho*, 27 avril 2020.

34. Harvey Z. H., Chen Y., et Jarosz D. F., « *Protein-Based Inheritance : Epigenetics beyond the Chromosome* », *Molecular Cell*, vol. 69, n° 2, janvier 2018, p. 195-202 ; Moore D. S., « *Behavioral epigenetics* », *WIREs Systems Biology and Medicine*, vol. 9, n° 1, janvier 2017.

un film de mémoire à la surface de nos gènes et en modifie l'expression[35].

La seconde est la découverte de l'importance du microbiote. Autrefois nommée « flore intestinale », il s'agit de ce bon kilo et demi de micro-organismes, composé de plusieurs centaines d'espèces (pour l'essentiel des bactéries et des levures) que nous hébergeons dans notre système digestif. L'exploration en cours du virome – ces colonies de virus qui ont élu domicile en nous – promet, avec un peu de retard, d'être tout aussi fascinante.

En ce qui concerne le microbiote, sa population doit être estimée selon les dernières recherches à environ 40 000 milliards de bactéries et levures par personne, soit près de 5 400 fois le nombre d'êtres humains vivant sur Terre[36]. Plus en fait que les 30 000 milliards de cellules dont notre corps est lui-même constitué[37]... Les progrès de la recherche (notamment le séquençage du génome) ont permis d'établir une cartographie du microbiote. Et de corréler les variations de celui-ci avec notre état de santé, en particulier un ensemble de maladies.

Sa composition (en matière de diversité et de poids relatifs des souches) dépend en effet de plusieurs variables. Elle

---

35. Sarkies P., « *Molecular mechanisms of epigenetic inheritance : Possible evolutionary implications* », *Seminars in Cell and Developmental Biology*, vol. 97, janvier 2020, p. 106-115.

36. Sender R., Fuchs S., et Milo R., « *Revised Estimates for the Number of Human and Bacteria Cells in the Body* », *Plos Biology*, vol. 14, août 2016.

37. Mallick H., Huttenhower C., *et al.*, « Experimental design and quantitative analysis of microbial community multiomics », *Genome biology*, vol. 18, 2017.

commence dès la naissance, l'accouchement naturel assurant dès le passage du bébé dans le vagin maternel un premier ensemencement bactérien[38]. Elle se poursuit ensuite à la faveur des environnements auxquels nous sommes exposés[39]. Le microbiote participe à notre propre vie de manière très directe. Cela fait un certain temps déjà qu'on connaît son implication dans la digestion de certains aliments que nous sommes incapables de dégrader nous-mêmes (comme les polysaccharides complexes dont les fibres alimentaires, nécessaires à la synthèse de certaines vitamines[40]). Biologiquement, il s'agit d'un cas de mutualisme – une situation où l'hébergeur et la population hébergée retirent tous deux des avantages de leur cohabitation.

Les avancées de la recherche en montrent bien d'autres en lien avec notre compétence immunitaire et notre santé psychique, à travers son impact sur la production et la régulation de certains neurotransmetteurs et hormones[41]. On a pu également corréler certains déséquilibres du microbiote

---

38. Mueller N. T., Dominguez-Bello M. G., Appel L. J., et Hourigan S. K., « *'Vaginal seeding' after a caesarean section provides benefits to newborn children : FOR : Does exposing caesarean-delivered newborns to the vaginal microbiome affect their chronic disease risk ? The critical need for trials of 'vaginal seeding' during caesarean section* », BJOG, vol. 127, no 2, janvier 2020.

39. Barko P. C., McMichael M. A., Swanson K. S., et Williams D. A., « *The Gastrointestinal Microbiome : A Review* », *Journal of Veterinary Internal Medicine*, vol. 32, n° 1, janvier-février 2018, p. 9-25.

40. Peters V. B. M., van de Steeg E., van Bilsen J., et Meijerink M., « *Mechanisms and immunomodulatory properties of pre- and probiotics* », *Beneficial Microbes*, vol. 10, n° 3, avril 2019, p. 225-236.

41. Strandwitz P., « *Neurotransmitter modulation by the gut microbiota* », *Brain research*, vol. 1693, août 2018, p. 128-133.

(« dysbiose ») avec un ensemble de maladies dont le diabète de type 2, les affections cardiovasculaires ou les états inflammatoires chroniques.

ÊTES-VOUS UN BON OU UN MAUVAIS HÔTE ?

La situation de mutualisme implique bien entendu une relation : certes la composition et l'état de notre microbiote nous influencent, mais nos propres modes et choix de vie impactent en retour la vie de notre microbiote.

Parmi les facteurs les plus évidents se trouvent impliqués nos choix alimentaires et notre état d'esprit.

Le microbiote étant naturellement diversifié, on observe qu'une alimentation saine (l'alimentation végétale de qualité étant la plus favorable) stimule la croissance et la vitalité des bactéries saines et utiles tout en contenant les souches défavorables. À l'inverse, la malbouffe est un véritable festin pour les mauvaises bactéries et impacte négativement les bonnes !

L'analyse des données récentes confirme que l'adoption par l'ensemble de la population d'habitudes alimentaires favorables (à nous-mêmes et à notre microbiote) pourrait diminuer drastiquement la prévalence de certaines maladies parmi les plus tueuses et les plus coûteuses. Cette affirmation paraît excessive ? Méditons alors le fait que certaines populations ignorent totalement les maladies cardiovasculaires du fait de leur régime alimentaire[42], alors que dès qu'elles adoptent

---

42. https://www.uclahealth.org/lifestyle-medicine/workfiles/Ornish_LiteratureReview.pdf

le régime occidental habituel, ces affections se développent rapidement[43].

À un niveau personnel, nous pouvons de manière amusante (mais aussi utile) nous demander si nous sommes de bons hôtes, si nous créons des conditions favorables pour notre microbiote qui, en retour, nous apportera tout un ensemble de bénéfices pour notre santé.

43. Iso H., « *Lifestyle and cardiovascular disease in Japan* », *Journal of Atherosclerosis and Thrombosis*, vol. 18, n° 2, 2011, p. 83-88.

12
UNE RÉSILIENCE COLLECTIVE

Mi-avril, les meilleurs épidémiologistes au monde[1] commencèrent à faire part de leur conviction que nous étions déjà en train de sortir de la phase aiguë de l'épidémie et qu'il était plus que probable que celle-ci allait marquer le pas au point d'en devenir – réellement – anodine.

Avec deux scénarios envisagés, le premier étant la disparition pure et simple du virus. Le Pr Raoult eut droit à une nouvelle volée de bois vert lorsqu'il l'évoqua dans une de ses fameuses vidéos et dans diverses interviews, mais le fait est que de nombreuses épidémies virales se comportent d'une manière *in fine* très mystérieuse, et notamment dans ces phénomènes « d'évaporation » soudaine que l'on observe malgré la virulence de la diffusion observée jusque-là. Rappelez-vous

1. Wittkowski K. M., « *The first three months of the COVID-19 epidemic : Epidemiological evidence for two separate strains of SARSCoV-2 viruses spreading and implications for prevention Strategies* », 31 mars 2020 : https://www.medrxiv.org/content/10.1101/2020.03.28.20036715v2.full.pdf

ces épidémies précédentes qui calèrent, contre toute attente, comme une voiture en bout de course.

L'autre cours possible étant que le nouveau coronavirus chinois, une fois passés le choc psychique collectif de son apparition et les projections fantasmatiques à son sujet, s'inscrive dans la cohorte d'affections virales en circulation endémique en nos contrées, peu actives l'été et retrouvant des forces (normalement atténuées) au retour de la saison froide[2]. Avec les risques liées au déconfinement, certains craignent à l'heure où j'écris, que l'épidémie reflambe plus ou moins fortement et plus ou moins régulièrement, nous obligeant à rester en mode de vigilance pendant des mois voire des années. Il se peut également que le Sars-CoV-2 se comporte comme la plupart des virus respiratoires, c'est-à-dire avec une forte sensibilité à la température et à l'humidité[3], et donc un risque qui serait à ré-évaluer à chaque retour de la saison froide.

Un premier bilan cependant est déjà possible.

COMPARAISON N'EST PAS RAISON, MAIS…

L'espèce humaine est insolite et déroutante dans sa capacité débridée d'inventer des comportements et des croyances. Face à cette créativité débridée, les anthropologues ont recours à la

2. Kissler S. M., Lipsitch M., *et al.*, « *Projecting the transmission dynamics of SARS-CoV-2 through the postpandemic period* », *Science*, avril 2020.

3. Araujo M. B., et Naimi B., « *Spread of SARS-CoV-2 Coronavirus likely to be constrained by climate* », 7 avril 2020 : https://www.medrxiv.org/content/10.1101/2020.03.12.20034728v3

méthode comparative, parce qu'elle ouvre sur des possibilités de compréhension.

En ce qui concerne l'épidémie de Covid, une donnée intéressante, et potentiellement inconfortable, réside dans la comparaison entre les mesures adoptées par les pays et les taux de contamination et de mortalité. Certes, comparaison n'est pas raison. Et cet exercice demande bien des précautions pour ne pas déboucher sur des erreurs de perspective, des généralisations abusives ou l'expression de préjugés. Mais renoncer en bloc à tout travail comparatif serait tout aussi faux. On ne peut pas toujours invoquer des effets sans cause ou attribuer ces différences à de la chance ou à de la magie… Et comprendre dans quelle mesure les réponses sanitaires elles-mêmes ont pu être salutogènes, pathogènes ou même létales est fondamental pour mieux nous préparer aux prochaines crises qui ne manqueront pas d'arriver. Voici donc ce que l'on a pu observer en Corée du Sud, à Hong Kong, en Italie et en Allemagne.

Corée du Sud

Ce pays a réussi à maîtriser son épidémie de coronavirus en seulement vingt jours sans appliquer de mesures draconiennes qui limitent la liberté et la circulation des personnes. Un contre-exemple évident à ce qui est arrivé dans les pays européens, en particulier latins où le confinement généralisé est apparu comme une mesure aveugle, prise par défaut.

Selon les autorités coréennes, le « secret de la réussite » a été l'utilisation des technologies de l'information et de la communication pour effectuer de nombreux tests, rechercher les contacts et diffuser des informations sur l'épidémie[4].

La Corée du Sud a signalé son premier cas de coronavirus le 20 janvier. Les autorités ont alors rapidement mis en place un test de dépistage des coronavirus à grande échelle, qui a aidé les autorités sanitaires à trouver et à notifier les personnes potentiellement infectées, puis à les mettre en quarantaine. Le 17 mars, plus de 270 000 Coréens avaient été testés, en grande partie dans des centres de dépistage au volant et des centres de visite. À partir du 29 février, le nombre de nouveaux cas quotidiens en Corée du Sud a été (à quelques exceptions près) en constante diminution. Le pays a signalé environ 10 600 cas de coronavirus et 229 décès jusqu'au 15 avril, avec un taux de 4 décès par million d'habitants, l'un des plus bas au monde.

Contrairement à la Chine et aux États-Unis, la Corée du Sud n'a jamais mis en place de mesures de confinement à grande échelle, hormis la fermeture d'écoles et l'imposition d'un couvre-feu dans certaines villes.

Elle a adopté une réponse en définitive pas plus compliquée que celles que nous avons mises en œuvre. Mais intelligente, technologique, tablant sur la responsabilité et la solidarité individuelle et collective. Et sachant où elle allait, et dans quel but. Une « réponse du XXIe siècle ».

4. Le gouvernement sud-coréen a publié le 15 avril un rapport intitulé « Aplatir la courbe du COVID-19 : L'expérience coréenne », résumant la réponse globale du pays au coronavirus au cours des trois derniers mois.

Hong Kong

Comme la Corée du Sud, ce territoire semi-autonome a maintenu les infections et les décès dus au Covid-19 à un faible niveau sans recourir au verrouillage social et économique préjudiciable que la plupart des pays occidentaux ont imposé.

Selon une étude publiée dans *The Lancet*, Hong Kong, avec une population de près de 7,5 millions d'habitants, n'avait eu au 31 mars que 715 cas confirmés d'infection par Covid-19, dont 94 infections asymptomatiques, et quatre décès[5]. Ceci alors qu'au début de la pandémie, on pensait qu'elle était fortement menacée par les voyageurs arrivant de Chine continentale.

La ville s'est engagée dans un programme rigoureux de tests pour toutes les personnes présentant des symptômes. Toutes celles dont le test s'est révélé positif ont été mises en quarantaine. Leurs contacts des jours précédents ont été retrouvés et on leur a également demandé de s'isoler. Début mars, environ 400 patients externes et 600 patients internes étaient testés chaque jour. Des contrôles stricts ont par ailleurs été mis en place aux frontières.

Hong Kong n'a pas connu les mesures de confinement qu'on a vues en Europe. Ses habitants ont choisi de changer leur comportement, explique l'étude. Dans une enquête d'opinion réalisée en mars, 85 % des personnes interrogées ont déclaré éviter les lieux bondés et 99 % ont déclaré porter un masque lorsqu'elles quittaient leur domicile, ce qui, selon les auteurs, témoigne de leur inquiétude. Mais aussi de leur sentiment de responsabilité.

---

5. Cowling B. J., Fong M. W., *et al.*, « *Impact assessment of non-pharmaceutical interventions against coronavirus disease 2019 and influenza in Hong Kong : an observational study* », *The Lancet*, avril 2020.

On peut bien sûr supposer que la population de Hong Kong était particulièrement consciente de la nécessité de modifier son comportement en raison de l'expérience des précédentes épidémies de maladies infectieuses, dont le coronavirus SRAS de 2003, qui a gravement touché Hong Kong, causant 299 décès.

Italie

L'épidémie de Covid en 2020 en Italie restera dans nos mémoires comme étant la tragédie que tout le monde redoutait. Les images de services hospitaliers surchargés, d'équipes médicales épuisées, elles-mêmes en danger, devant procéder à ces choix que l'on prierait de n'avoir pas à faire, comme celui de sélectionner qui intuber, ainsi que les images de ville désertes sont celles d'un vrai cauchemar.

Pourtant, au départ, les conditions ont été les mêmes en Italie, en Corée du Sud et à Hong Kong : quelques premiers cas importés de Chine, avec un virus transporté dans un nouveau territoire vierge.

Au 1er avril, l'Italie comptait 110 574 cas documentés et 13 155 décès documentés liés à l'infection.

L'analyse *post-mortem*[*] de la situation de l'Italie par les Prs Stefania Boccia, Walter Ricciardi et John Ioanidis dans la revue *JAMA* le 7 avril a révélé les causes de ce bilan tragique[6] :

---

* C'est ainsi que l'on appelle techniquement le fait de revenir sur un événement indésirable ou tragique pour analyser comment il s'est produit et ce qui l'a rendu possible.

6. Boccia S., Ricciardi W., et Ioannidis J. P. A., « *What Other Countries Can Learn From Italy During the COVID-19 Pandemic* », *JAMA*, avril 2020.

« Certains facteurs ont trait à la démographie et aux maladies de fond dans la population. L'Italie a la plus forte densité de population en Europe et la deuxième plus forte densité de population au monde après le Japon. Le Covid-19 est fortement lié à l'âge en ce qui concerne la gravité de l'infection et le risque de décès. L'âge médian des personnes infectées par le CoV-2 qui meurent en Italie est de 80 ans, et l'âge moyen des patients nécessitant des soins critiques est de 67 ans. En outre, la morbidité et la mortalité liées à la Covid-19 dépendent fortement de la présence de maladies graves concomitantes, et l'Italie compte une forte proportion de patients ayant des antécédents de tabagisme et des taux élevés de maladies pulmonaires obstructives chroniques et de cardiopathies ischémiques[7]. »

Un deuxième ensemble de facteurs a tenu aux caractéristiques de l'offre et des structures hospitalières qui, comme on le sait, se sont trouvées vite saturées et même submergées dans certaines régions. L'Italie dispose d'un système de soins de santé publique reconnu comme étant très compétent, mais ne disposant que d'un nombre modeste de lits de soins intensifs et de très peu de lits de soins sous-intensifs[8].

En hiver, les hôpitaux ont tendance à fonctionner presque à pleine capacité, avec une occupation moyenne de 87 % en Italie pendant la saison de la grippe. Apparemment, de nombreux patients dont les symptômes étaient relativement

7. Organization for Economic Co-Operation and Development, OECD. Stat database : https://stats.oecd.org/.

8. https://hospitalhealthcare.com/latest-issue/hospitals-in-europe-healthcare-data/

modestes ont été admis le temps que d'autres patients présentant des cas plus sévères commencent à arriver, les services de réanimation étaient déjà encombrés, avec une surinfection inévitable dans ces espaces confinés et surpeuplés.

Les auteurs soulignent également que cette « surpopulation des hôpitaux peut également expliquer le taux élevé d'infection du personnel médical[9], ce qui a encore réduit la capacité d'intervention des hôpitaux. [...] Neuf pour cent des infections en Italie se sont produites parmi le personnel de santé ».

Les comportements individuels tels que normés par la culture semblent aussi avoir posé problème. La vie italienne est réputée pour sa convivialité et ses fréquents regroupements. Il est également possible qu'au début, il n'y ait pas eu beaucoup d'adhésion aux mesures d'hygiène et que les instructions de rester à la maison se soient avérées difficiles à accepter, ce dont témoigneraient[10] les nombreuses plaintes ayant été enregistrées auprès de la police.

Allemagne

Comme l'a résumé le docteur en sciences genevois François Lefort : les Allemands « avaient les mêmes informations. Leurs scientifiques les ont analysées avec justesse. Les politiques ont écouté ces scientifiques ».

Dans un éditorial du 20 avril, *Le monde* ouvrait la comparaison avec une remarque intéressante : « Le rapprochement

---

9. « *Sorveglianza integrata COVID-19 : I principali dati nazionali* », Instituto Superiore di Sanità, mars 2020.

10. https://www.thelocal.it/20200320/more-than-50000-people-in-italy-charged-with-breaking-quarantine-rules

des données enregistrées des deux côtés du Rhin révèle un abîme. Sanitaire d'abord : le coronavirus a causé la mort de près de 27 000 personnes en France contre 4 500 en Allemagne, pays pourtant plus peuplé (83 millions d'habitants contre 65). Fossé politique ensuite : 60 % des Allemands font confiance à leur exécutif, contre 34 % des Français, selon le baromètre OpinionWay-Cevipof.[11]

Au nombre des mesures les plus efficaces, le pays a su rendre très rapidement disponibles des tests qui ont permis de détecter et d'isoler les personnes contagieuses y compris asymptomatiques.

La politique massive de dépistage a fait baisser mécaniquement la part des décès puisque le nombre de personnes testées était très important. Ce qui a ensuite permis de mieux protéger les groupes les plus fragiles de la population. Entre 300 000 et 500 000 tests de dépistage par semaine ont été très vite pratiqués.

Dans cette crise, l'Allemagne a pu tabler sur les compétences d'un des meilleurs spécialistes mondiaux des coronavirus, le professeur en virologie Christian Drosten de l'hôpital de la Charité de Berlin. Lequel, dès la fin décembre, est alerté par les nouvelles venues de Chine. Il met alors son équipe de chercheurs à contribution de sorte qu'à peine quinze jours plus tard, il convoque la presse pour annoncer qu'il a mis au point le tout premier test de dépistage de biologie moléculaire du Covid-19 (avec la technique dite PCR). Tout comme il l'avait fait en 2003 pour le SRAS, Christian Drosten met en

11. « Coronavirus : tirer les leçons de l'exemple allemand », *Le monde*, 20 avril 2012.

ligne l'intégralité de son protocole, sans copyright ni code d'accès. De l'avis de nombreux commentateurs, la formation scientifique de la Chancelière Angela Merkel (qui, bien avant d'entrer en politique, avait obtenu un doctorat en chimie quantique et entamé une carrière de chercheuse) a clairement favorisé la qualité de la prise de décision outre-Rhin.

Avec 25 000 lits de soins intensifs avec assistance respiratoire, l'Allemagne est particulièrement bien équipée comparée à ses voisins européens. Avant l'épidémie, l'Italie en avait 5 000, la France 7 000 (10 000 au 20 avril en raison de l'ampleur de la crise). Cela a permis au pays de ne pas craindre de voir ses hôpitaux saturés par le nombre de patients malades. Autre avantage outre-Rhin, le nombre de médecins est plus élevé, avec 4,3 médecins pour 1 000 habitants, contre 3,4 médecins en France selon les chiffres de l'OCDE. On mentionnera encore au titre des paramètres probants qu'avec des dépenses de santé comparables à la France, mais deux fois plus de lits de réanimation et une souplesse liée aux structures fédérales, l'exemple allemand pose des questions en comparaison sur les effets nocifs sinon délétères de la bureaucratie et de la centralisation du système français. En Allemagne, certains Länder ont imposé tout de suite un confinement partiel tandis que d'autres ont attendu d'avoir leurs premiers cas pour le faire. La réaction est ainsi allée du bas vers le haut.

EN TIRER D'UTILES LEÇONS

Nous autres anthropologues savons à quel point il convient d'être prudents et rigoureux dans cette démarche comparative. Mal utilisée, elle peut devenir aussi imprécise et source d'interprétations erronées que la méthode *evidence-based* la plus dévoyée. Les épidémies infectieuses surtout sont des maladies d'écosystème, avec un impact modulé par les caractéristiques géographiques, climatiques, socio-économiques, politiques, sanitaires et culturelles des régions concernées.

Ceci posé, nous sommes non seulement en droit mais en devoir de nous poser et de réfléchir à l'énigme suivante : si nous nous limitons à prendre en considération le seul taux de mortalité par millions d'habitants (une donnée hautement significative), pourquoi et comment expliquer qu'une pandémie mondiale, provoquée par la diffusion d'un même virus, a provoqué des conséquences aussi différentes d'un pays à l'autre ?

Se contenter de l'analyse du désastre condamne à un désagréable pessimisme. Mieux vaut en tirer les leçons pour en sortir grandi.

Il est des moments où tout s'emballe, où face à l'incertitude et l'imprévu, il nous faut soudainement bricoler des adaptations plus ou moins heureuses. Mais c'est aussi dans ces moments que l'on voit ce que l'on n'avait jamais accepté de regarder en face.

L'épidémie de Covid-19 aura permis cela. Cette crise sanitaire mondiale qui a confiné la moitié des habitants de la planète aura révélé au grand jour des phénomènes, ignorés ou insuffisamment pris en considération, comme le démantèlement des structures de soins, le dévoiement de la médecine au service d'intérêts autre que celui du bien commun, le délitement de notre production économique au profit d'une consommation dépendante des fournisseurs situés à l'autre bout du monde, autant d'incohérences dans nos choix de société.

J'avais de mon côté étudié ces questions pendant trente ans, animé du besoin de chercher à aller voir plus loin, ailleurs, autrement. Dès que j'ai entendu les premières prises de décision publiques face à la pandémie, je me suis retrouvé en terrain familier. On nous intimait de nous confiner intellectuellement alors que les discours sonnaient faux.

Ce qu'en anthropologie on appelle « narration », à la fois la mise en récit du vécu et l'impact de ce récit sur celui-ci, divergeait aussi selon les pays. Chacun racontait une histoire différente face à l'épidémie en fonction de ses spécificités et apportait donc des réponses très différentes. Avec aussi, des résultats très différents.

Atteint par le Covid-19, astreint à une ascèse studieuse du fait de la quarantaine, je me suis plongé dans la littérature scientifique, puisant aux meilleures sources. J'ai rédigé, mu par une urgence à partager des perspectives autres quelques premiers textes pour répondre à une nécessité d'information, la plus indépendante possible, mais aussi suffisamment fouillée pour restituer la réalité de cette épidémie, dans ses multiples facettes.

Pendant des mois, nous avons eu le sentiment de vivre, malgré nous, un film dont le principal personnage était un virus au nom baroque. Nous l'avons subi. Mais c'est à nous d'inventer la fin de l'histoire.

EN GUISE D'ÉPILOGUE

Le 18 mars, j'écrivais que : « confiner l'ensemble de la population sans dépister et sans traiter » était « digne du traitement des épidémies des siècles passés ».

Le 22 avril, alors que les premiers bilans commençaient à être tirés, le Pr Jean-François Toussaint, professeur de physiologie à l'université de Paris, médecin à Hôtel-Dieu, directeur de l'Institut de recherche biomédicale et d'épidémiologie du sport et ancien président des États Généraux de la Prévention, sortit un article dans *La recherche* remettant en cause l'utilité du confinement[1]. Il soulignait que les pays européens qui n'avaient pas adopté la voie du confinement généralisé montraient une évolution épidémique similaire, avec de surcroît des taux de mortalité moindres. À la même période, la première étude portant sur l'efficacité des mesures non pharmaceutiques sur la diffusion de l'épidémie était publiée, apportant un verdict embarrassant[2]. De toutes les mesures tentées dans les différents pays, le confinement montrait un impact possible de 5 % au plus, avec un intervalle de confiance équivalent. Soit potentiellement nul ! À l'inverse, l'évaluation de ses conséquences délétères à long terme (pertes d'espérance

---

1. https://www.larecherche.fr/covid-19-coronavirus-epid%C3%A9miologie/sortir-dun-confinement-aveugle
2. https://www.medrxiv.org/content/10.1101/2020.04.16.20062141v3

de vie) confirmait qu'elles seraient plus lourdes que ses hypothétiques bénéfices[3].

Début mai, un échange de courriels avec Peter Gotzsche attira mon attention sur des études déjà anciennes réalisées en Guinée-Bissau[4]. Elles avaient montré que le confinement de personnes atteintes de rougeole (maladie très contagieuse) entraînait un taux de létalité chez leurs proches, infectés à leur contact, quatre fois supérieur au leur. En d'autres termes, une personne confinée à proximité d'un individu contagieux se surinfecte d'une manière ingérable pour son système immunitaire ! Une étude sur 60 000 personnes en Espagne révéla le même phénomène : les travailleurs exerçant une profession essentielle et qui ont continué à sortir ont été moins contaminés par le Covid-19 que ceux confinés[5].

Ce qui devait prévenir l'engorgement des hôpitaux aura donc entraîné, en différé, un lourd flot de patients en état critique, surinfectés à domicile… Pourtant, le 11 mai, le ministre de la Santé français continuait à dire tout le mal qu'il pensait du déconfinement prévu le lendemain.

À l'heure de finaliser ce livre, le sort de la réponse à cette question « à quoi a servi le confinement à l'aveugle ? », était scellé…

Au nombre des histoires qui ont enchanté mon adolescence plus ou moins studieuse (j'étais latiniste) figurait celle

3. https://www.medrxiv.org/content/10.1101/2020.04.17.20069716v3?fbclid=IwAR1J-qWndrZcj7jfvGeYClz2h3elMdG_ledNUQDEs-duWsutcatiYBbGR0MM

4. https://www.ncbi.nlm.nih.gov/pmc/articles/PMC2545704/pdf/bmj00283-0019.pdf

5. https://issuu.com/prisarevistas/docs/prevalencia/3

de Cincinnatus. Avec un nom pareil, je ne risquais pas de l'oublier de ma vie.

L'histoire est la suivante: il s'agissait d'un tribun militaire ayant exercé la charge de consul. Ruiné par une amende suite au procès d'un de ses fils, il s'était retiré pour cultiver un petit domaine agricole. Alors qu'il vivait cette paisible retraite loin de la chose publique et du métier des armes, les Èques rompirent les traités de paix en envahissant le territoire latin et menacèrent Rome. Le Sénat réfléchit à la personne à qui confier la responsabilité de rassembler les forces de la république pour les mener au combat. Il fut décidé qu'on demanderait à Cincinnatus. Une délégation de sénateurs de haut rang vint le trouver pour le nommer dictateur – c'est ainsi qu'on appelait à l'époque le fait d'être investi temporairement des pleins pouvoirs de la République.

Cincinnatus partit donc au combat et assura la sauvegarde de Rome de la plus impeccable manière. Une fois l'ennemi défait, les patriciens prirent peur qu'il ne garde le pouvoir et se fasse nommer empereur en tablant sur l'engouement du peuple. Il se mirent alors à comploter contre lui. Mais Cincinnatus, dit l'histoire, avait déjà repris le chemin de son champ où l'attendait la charrue qu'il avait laissée.

Je ne suis pas un consul. Je suis juste un anthropologue qui s'est retrouvé, sans l'avoir cherché, dans la peau d'un lanceur d'alerte.

Mais je forme le vœu que ce que nous avons tous vécu d'âpre et de fort à travers cette épidémie nous questionne sans relâche sur ce dont nous avons réellement besoin, individuellement et collectivement. Et nous fasse nous interroger sur ce que nous voulons laisser aux futures générations. À quelle vie et à quel monde aspirons-nous pour bâtir enfin une société qui soit digne ?

Et ce n'est pas la terre à labourer qui manque…

BIBLIOGRAPHIE

- Laplantine F., *Anthropologie de la maladie*, Payot, 1998.
- Benoist J., *Petite bibliothèque d'anthropologie médicale, une anthologie*, t. 1, 2 et 3, Les classiques des sciences sociales, 2008.
- Béraud C., *Trop de médecine trop peu de soins*, Thierry Souccar, 2013.
- Gardner H., *Les intelligences multiples*, Retz, 2008.
- Newberg A., et Waldman M., *La clé de la communication, découvrez la puissance de l'empathie*, Les éditions de l'Homme, 2013.
- Tournier P., *Vivre à l'écoute – 50 années de médecine de la personne*, Caux éditions.
- Massé R., *Culture et santé publique*, Gaëtan Morin éditeur, 1986.
- Morin E., *Les Sept savoirs nécessaires à l'éducation du futur*, Paris, Seuil, 1999.
- Abélès M., *Anthropologie de l'état*, Payot, 2005.
- Sournia R., *Les épidémies dans l'histoire de l'homme : Essai d'anthropologie médicale*, Flammarion, 1999.
- Lindström B., et Eriksson M., *La salutogenèse Petit guide pour promouvoir la santé*, Presses université de Laval, 2013.
- Mittelmark M. B., Espnes G. A.., *et al.*, *The Handbook of Salutogenesis*, Springer.
- Frankl V., Nos raisons de vivre, InterEditions, 2009.
- Midal F., *Risquer la liberté, Vivre dans un monde sans repères*, Seuil, 2009.
- Midal F., *Auschwitz, l'impossible regard*, Seuil, 2012.

PEFC
10-31-2541
Certifié PEFC
pefc-france.org

Cet ouvrage a été mis en pages par IGS-CP (16)
Achevé d'imprimer en France
par Nri s.a.s à Lonrai (61250) en mai 2020.
N° d'impression : 2001689